Dr L. NOIROT

LA CALLIPÉDIE

CONTEMPORAINE

ou

L'ART D'AVOIR DES ENFANTS

sains de corps et d'esprit

TROISIÈME ÉDITION, REVUE & AUGMENTÉE

PARIS

E. DENTU, ÉDITEUR

DIJON

LAMARCHE, LIBRAIRE

1869

LA
CALLIPÉDIE
contemporaine

DIJON. — IMPRIMERIE J. E. RABUTOT
Place Saint-Jean, 1 et 3

LA CALLIPÉDIE

CONTEMPORAINE

ou

L'ART D'AVOIR DES ENFANTS

sains de corps et d'esprit

PAR LE Dr L. NOIROT,

Membre des Sociétés de médecine de Lyon,
Nancy, Metz, Besançon, Gand, Anvers, Zurich, etc.,
Chevalier de la Légion-d'Honneur.

Fortes creantur fortibus et bonis.
HORACE.

TROISIÈME ÉDITION REVUE ET AUGMENTÉE

PARIS
E. DENTU, LIBRAIRE-ÉDITEUR
Palais-Royal, 17 et 19, Galerie d'Orléans.

DIJON
LAMARCHE, PLACE SAINT-ÉTIENNE

1869

PRÉAMBULE

Si quelque personne se scandalise, qu'elle accuse plutôt sa propre impudicité que mes paroles.

Saint Augustin.

Pythagore s'indignait de la légèreté insoucieuse avec laquelle ses contemporains préparaient, dans les conditions du mariage, l'organisation physique et morale de l'enfant.

Comme contraste il faisait remarquer avec quel soin minutieux les éleveurs d'animaux domestiques étudiaient et mettaient en pratique les procédés qui pouvaient le mieux garantir la beauté de leurs produits.

**

La zoogénie moderne a poussé jusqu'à ses dernières limites le perfectionnement des animaux qui servent aux plaisirs de l'homme, l'aident dans ses travaux, ou fournissent des matériaux à son alimentation.

Par des combinaisons ingénieuses elle est parvenue à « modeler la structure du bétail comme le statuaire pétrit l'argile, » et elle a enfanté des chefs-d'œuvre.

L'espèce humaine est la seule qu'on ait peu songé à améliorer.

L'intervention de l'hygiène dans la génération est aussi peu comprise de nos jours en France qu'elle ne l'était il y a vingt-quatre siècles dans l'île de Samos.

Ne prendrait-on pas pour un trait satirique moderne cette réflexion du poète grec Théognis, qui vivait 600 ans avant l'ère chrétienne : « Quand on « veut avoir des chiens ou des chevaux,

« on choisit les meilleures races ; mais
« quand il s'agit de choisir une femme
« ou un mari on prend ce qu'il y a de
« pis, pourvu qu'il y ait des écus ? »

*
* *

On peut dire que les enfants sont, avant la naissance, les plus négligés des animaux.

Le fait « d'appeler des hommes à la vie, » le plus solennel des actes physiologiques, si nous pouvons nous exprimer ainsi, est précisément celui qu'on abandonne le plus légèrement à toutes les éventualités du hasard.

L'artiste rêve la perfection dans tout ce qu'il façonne, et cherche à se personnifier dans l'ouvrage qui doit sortir de ses mains.

Seul, l'homme qui se reproduit ne

comprend pas qu'étant appelé à concourir dans une certaine mesure à la création de son semblable, il devrait chercher à s'élever à la hauteur de son œuvre.

« Nos hommes, disait un moraliste « du XVIe siècle, vont à l'estourdie à « l'accouplage, poussés par la seule « envie qui les chatouille et les presse. « S'il en advient conception, c'est rencontre, c'est cas fortuit. Personne n'y « va avec délibération et disposition. »

*
* *

Depuis l'époque où Tobie recommandait à son fils de se marier plutôt pour avoir des enfants sains que pour donner satisfaction à ses besoins charnels, jamais peut-être les préceptes qui régissent l'union des époux au point de vue des êtres qui doivent en résulter, n'ont été aussi négligés que de nos jours.

Et cependant, si le mariage a toujours été un acte périlleux, il n'a jamais présenté, comme disait Montaigne, « des circonstances aussi espineuses » qu'à l'époque où nous vivons.

Tout se réunit pour rendre difficile le choix d'une tige saine au physique et au moral.

La syphilis, après avoir infecté les classes élevées et les centres industriels, s'infiltre déjà dans les populations agricoles, et menace de corroder un jour la nation française tout entière, comme elle corrode depuis longtemps l'Angleterre et certaines villes des États-Unis, New-York, par exemple, où plus de cent mille individus ont été traités l'an dernier pour cette affection.

La folie prend une extension inconnue jusqu'ici, conséquence inévitable du mouvement d'ambition fiévreuse qui entraîne toutes les existences, de la dépravation de la sensibilité par une littérature malsaine, et surtout de ce système absurde d'éducation qui surmène les jeunes intelligences, pour les livrer ensuite épuisées, mais présomptueuses, aux luttes et aux désenchantements de la vie.

L'alcoolisme, qui frappe d'une double dégradation physique et morale non seulement ceux qui s'y adonnent, mais leur progéniture, fait d'effrayants progrès par suite de ce besoin impérieux que semble éprouver notre société malade, de se créer une vie cérébrale artificielle.

Les maladies vaporeuses ne sont plus, comme autrefois, l'apanage presque exclusif du sexe faible. « Les hommes, dit un auteur, avaient jadis du sang; maintenant, ils ont des nerfs; ils ne supportent plus la saignée; leur médecine est celle des antispasmodiques et des calmants. »

Par-dessus tout plane la scrofule, qui domine la pathologie non seulement des classes déshéritées, mais de la classe opulente, et exerce une influence néfaste sur la génération actuelle, tant par sa fréquence que par ses transformations héréditaires.

Que dirons-nous de sa proche parente, la phthisie pulmonaire, qui enlève le tiers de la population adulte, et qui a le triple privilége de se développer d'une manière spontanée, de se propager héréditairement, et peut-être de se transmettre par contagion?

Quand on songe que toutes ces misères physiques et ces infirmités morales font souche, « et se doublent quelquefois par hérédité, » on se demande s'il n'arrivera pas un moment où l'autorité, sur la réquisition de l'hygiène publique, sera obligée d'intervenir dans l'assortiment des époux.

*
* *

Au milieu de tous ces dangers, le mariage, qui ne devrait être conclu qu'après de prudentes investigations, n'est le plus souvent qu'un marché cimenté à la hâte par la cupidité et l'ambition.

Très peu de pères sont de l'avis de Thémistocle, qui aimait mieux pour sa fille un homme sans argent que de l'argent sans homme.

On suppute l'actif et le passif des

futurs conjoints; on met en ligne de compte les espérances les plus lointaines; mais on ne songe pas au terrible héritage des maladies et des infirmités.

Par une singulière contradiction, c'est précisément la classe la plus dégradée qui est la moins soucieuse de l'avenir de ses rejetons.

Jadis, quand des rois ou des princes « épousaient des bergères, » ils obéissaient presque toujours à un besoin instinctif de régénération; ils retrempaient dans le sang plébéien une tige étiolée et abâtardie.

De nos jours, quand un personnage blasonné contracte une mésalliance, ce n'est plus pour rajeunir une vieille souche; c'est pour remettre à flot une fortune qui a sombré dans le jeu et la débauche.

Souvent même c'est une femme perdue, ou une artiste de mœurs équivoques, qui est appelée à réparer les désastres du boursier ou les mécomptes du sportsman.

* * *

Nous n'avons pas, en publiant cet opuscule, la prétention de remettre en honneur la mégalanthropogénésie.

En rêvant la possibilité de créer à volonté des hommes de génie, on a compromis la science, car on lui a plus demandé qu'elle ne pouvait réaliser.

N'est-ce pas se repaître de chimères que d'espérer produire artificiellement des Newton qui surpasseraient autant le Newton anglais, que l'inventeur du calcul infinitésimal a surpassé l'imbécile Ostiaque, qui compte à peine jusqu'à trois?

Nous voulons simplement vulgariser la connaissance des moyens rationnels de procréer des enfants sains et intelligents.

Ces moyens, nous le verrons, peuvent être rangés sous deux catégories.

Les uns, en améliorant le fonds natif de la vitalité, concourent d'une manière directe à doter richement le nouvel être au physique et au moral.

Les autres, préventifs, consistent à conjurer les influences fatales qui peuvent amener sa dégradation organique ou intellectuelle; celles, par exemple, qui résultent de la consanguinité et de l'état d'ivresse des générateurs au moment de la conception.

Il est un reproche qu'on adresse généralement aux écrivains qui s'occupent de réglementer l'acte anthropogénique : c'est celui de réduire la sainte institution du mariage à un acte purement animal.

On leur jette même quelquefois à la face une imputation dont on a étrangement abusé dans ces derniers temps, celle de matérialisme.

On oublie ces belles paroles : « Il n'y « a ni livre ni raisonnement qui fasse « connaître plus clairement Dieu que « l'étude des lois de la génération. »

Nous verrons que l'application de ces lois au perfectionement de l'homme est une des matières de la physiologie où les enseignements de la science sont en plus parfaite harmonie avec les préceptes de la morale et de la religion.

CHAPITRE PREMIER

INFLUENCE DE L'ÉTAT MENTAL DES PARENTS, AU MOMENT
CONCEPTUEL, SUR L'ORGANISATION PHYSIQUE
ET MORAL DE L'ENFANT.

La première éducation regarde la génération et portée au ventre; elle n'est pas estimée avec telle diligence qu'elle doibt, combien qu'elle donne la trempe, le tempérament, le naturel.

CHARRON.

On sait que Tristram Shandy était fort distrait, et qu'il attribuait cette particularité de son caractère à une circonstance toute fortuite.

Au moment où il allait passer de l'état d'ovule à celui d'embryon, sa mère avait tout à coup interrompu l'auteur de ses jours par ces malencontreuses paroles : « Je crois, mon ami, « que tu as oublié de remonter la pendule. »

Sterne, en mettant dans la bouche de son héros cette boutade humoristique, exprimait un des faits les mieux avérés de la physiologie :

« L'influence qu'exerce sur l'embryon l'état

« moral des facteurs au moment de la concep-
« tion. »

* *
*

Ce mode d'influence, trop méconnu de nos jours, n'était pas ignoré des anciens.

Hésiode conseillait « de ne point engendrer « d'enfants quand on avait été aux obsèques et « funérailles des trépassés, mais bien après « avoir été en comédies joyeuses, parce que, « disait-il, la semence transfère la joie, la « tristesse et semblables affections en la pro- « création des enfants. »

Cette assertion du poète contemporain d'Homère a été souvent confirmée par l'expérience.

Nous n'en citerons que deux exemples :

Saint-Simon raconte qu'un fils de Mme de Montespan, conçu dans une crise de larmes et de remords provoquée par les cérémonies religieuses du jubilé, garda toute sa vie un caractère de tristesse qui le fit nommer par les courtisans l'*enfant du jubilé*.

M. Devay dit avoir connu un jeune homme sur la vie duquel pesait une de ces tristesses incurables, de ces ennuis profonds dont la confidence ne peut se faire qu'à un médecin.

Ce sceau fatal avait été imprimé à son organisme au milieu des circonstances émouvantes et terribles dans lesquelles il avait été conçu.

*
* *

Platon, Aristote, Hippocrate et Galien soupçonnaient ou connaissaient le pouvoir de l'état moral du père et de la mère au moment de la fécondation ; mais de tous les auteurs de l'antiquité, c'est Pline qui a le plus contribué à accréditer la réalité de ce phénomène physiologique.

Suivant lui, c'est à la mobilité de l'imagination de la femme qu'il faudrait attribuer les dissemblances qui existent entre les enfants d'une même mère.

« Pour cette raison il y a plus grande diversité an la seule espèce des hommes qu'an tous les autres animaus. Car la vitesse et légèreté de l'esprit et des pansées imprime diverses notes. Mais les esprits des autres animaus sont immobiles et samblables an tous, chacun an son espèce. Dont Cicéron dit bien que la samblance appert moins aus bestes qui ont l'esprit sans raison. »

Saint Thomas d'Aquin partageait cette opinion.

Ce grand théologien, qui était un des hommes les plus savants et les plus profonds du XIIIe siècle, et que le pape Pie V mit au nombre des docteurs de l'Eglise, pensait que l'imagination avait une sorte d'énergie sur la matière corporelle.

« La cause des dissemblances doit être cherchée, disait-il, dans le pouvoir de l'imagination *in congressu.* »

Il est incontestable que « les esprits » sont moins « mobiles » chez les animaux que chez l'homme; cependant il ne faut pas croire que chez eux les perceptions, au moment de la fécondation, n'aient aucune influence sur leurs produits.

« On croit, dit un vétérinaire éminent, J.-B. Huzard, qu'il est utile, par rapport à la conformation du poulain, de bien exposer l'étalon à la vue de la jument et de le lui laisser flairer avant et après la monte, pour qu'elle s'en imprègne vivement la figure. »

« Il est prouvé, dit un savant professeur de l'Ecole impériale vétérinaire de Lyon, qu'indépendamment des qualités physiques et morales dont sont doués les reproducteurs, l'état actuel de santé, de bien-être, de gaîté dans lequel ils se trouvent au moment de la monte, exerce sur les produits une grande influence.

« Aussi à l'époque de l'accouplement doit-on, plus qu'en tout autre temps, traiter les animaux avec la plus grande douceur, et adoucir autant que possible envers eux le joug de la domesticité. »

*
* *

Certains faits prouvent même qu'un trouble violent au moment de la fécondation peut altérer chez les animaux l'organisation de l'embryon.

Une des observations de ce genre les plus curieuses est celle que rapporte Sigaud de Lafond.

Ce célèbre physicien dijonnais, qui était en même temps un habile chirurgien, raconte qu'une chienne, paralysée du train de derrière par un coup de bâton reçu sur l'échine pendant l'accouplement, mit bas huit petits qui, à l'exception d'un seul, ressemblant à son père, avaient le train de derrière paralysé ou mal conformé.

On trouve un cas analogue dans les *Transactions de la Société linnéenne*.

Un domestique de M. Milne, en ôtant un chaudron du feu, marcha lourdement sur la queue d'une chatte pleine qui se trouvait près du foyer, et qui, après avoir jeté un cri perçant, sortit de la chambre en donnant des signes d'une vive épouvante.

Quelque temps après cet accident, la chatte ayant mis bas, la moitié de ses petits se trouva avoir la queue courbée à angle droit dans le milieu, et autour de l'angle il y avait un nœud plus épais que le reste de la queue.

Le genre de trouble intellectuel qui, chez l'homme, semble frapper l'embryon de la plus funeste empreinte et dont les effets ont été le mieux constatés, c'est l'ivresse.

Molière connaissait la doctrine de l'infériorité morale et physique des enfants conçus dans le délire de l'ébriété.

Sosie, dans *Amphitryon*, s'appuie sur cette donnée physiologique pour s'excuser de certaine omission conjugale :

> Les médecins disent, quand on est ivre,
> Que de sa femme on doit s'abstenir,
> Et que dans cet état il ne peut provenir
> Que des enfants pesants et qui ne sauraient vivre.

Sur quoi Cléanthis, sa chaste moitié, riposte avec aigreur :

> Ces raisons sont raisons d'extravagantes têtes,
> Et les médecins sont des bêtes.

*
* *

La doctrine des funestes effets de l'ivresse au moment conceptuel était, du reste, connu des philosophes et des médecins de l'antiquité.

Les Grecs, qui cachaient souvent de grandes vérités physiologiques sous le voile de la fiction, semblent l'avoir consacrée par une allégorie ingénieuse.

On sait que Vulcain fut engendré par Jupiter dans un moment où le maître des dieux était ivre de nectar.

Or, ce fils de Junon naquit si difforme qu'on le jugea indigne d'habiter l'Olympe, et qu'il fut précipité du haut du ciel dans l'île de Lemnos.

« Jeune homme, disait Diogène à un enfant « stupide, ton père était ivre quand ta mère t'a « conçu. »

*
* *

L'homme, suivant l'expression de Plutarque, ne sème rien qui vaille quand il est ivre.

Aussi Pythagore recommandait-il de ne pas procéder pendant l'ivresse à l'acte saint de la génération.

Une loi de Carthage défendait de boire du vin le jour du mariage.

A Lacédémone, il fallait que le nouveau marié fût de sang-froid et eût soupé légèrement pour qu'il lui fût permis d'entrer dans la chambre nuptiale et de dénouer la ceinture de son épouse.

On sait qu'il y a encore certaines parties de le Suisse où les titres au mariage sont examinés par un tribunal spécial.

Le candidat doit justifier qu'il possède un fusil. *Si vis matrimonium, para bellum.*

Mais il doit avant tout établir qu'il est sobre.

Les ivrognes sont considérés comme indignes de faire souche légitime.

*
* *

M. Demeaux s'est assuré que sur trente-six épileptiques soumis à son observation et dont il connaissait l'histoire, cinq avaient été conçus le père se trouvant dans un état de délire alcoolique.

Il a observé dans une famille deux enfants atteints de paraplégie congéniale, et il a appris, par les aveux de la mère, que la conception avait eu lieu pendant l'ivresse.

Il a retrouvé encore la même cause chez un jeune homme de 17 ans atteint d'aliénation mentale, et chez un idiot âgé de 5 ans.

M. Dehaut a cité, à l'appui de l'opinion de M. Demeaux, les deux faits suivants, qui semblent caractéristiques :

Le jeune X..., âgé de 15 ans, est épileptique depuis l'âge de 18 mois. Au moment de la conception de cet enfant, le père, grand buveur, finissait, pour se servir de son expression, une neuvaine bachique.

Pour le second fait, on a également l'aveu du père. Le sujet, âgé de 22 ans, était épileptique depuis son jeune âge.

*
* *

J'ai dans ma clientèle une famille dont l'ascendance est tout à fait irréprochable au point de vue des facultés mentales, et qui se compose du père, de la mère et de cinq enfants.

Ces derniers sont parfaitement doués sous le rapport de la constitution et de l'intelligence, à l'exception du plus jeune, dont l'état contraste d'une manière frappante avec celui de ses frères et sœur, car il est presque idiot.

Son père ne se fait aucune illusion sur la cause de cette dégradation. Pour lui, ce fils déshérité est « un enfant de l'ivresse. »

Il l'a engendré à la suite d'un repas dans lequel il avait dépassé les bornes de la tempérance.

Ce qui lui ôte toute espèce de doute à cet égard, c'est que le jour de cette conception néfaste était depuis longtemps le seul où il se fût départi des préceptes de Malthus.

*
* *

Les enfants qui, sans être conçus dans le trouble d'une ivresse aiguë, passagère, sont procréés par des parents affectés d'alcoolisme chronique, sont également mal partagés au point de vue des facultés cérébrales.

Tantôt ils viennent au monde imbéciles ou idiots; tantôt ils vivent intellectuellement jusqu'à un certain âge, au-delà duquel ils s'arrêtent, incapables d'aucun progrès ultérieur.

MM. Morel, Marcé et d'autres pathologistes ont cité de nombreux exemples de cette dégénérescence héréditaire.

Un ivrogne a trois fils : le premier est atteint de délire périodique ; le second est dans un état de stupeur habituel ; le troisième est un idiot complet.

Un autre a eu sept enfants : deux sont morts en bas âge, par suite de convulsions ; un troisième est devenu aliéné à vingt-deux ans ; le quatrième est imbécile de naissance ; le cinquième est bizarre et misanthrope ; une jeune sœur est hystérique. Le septième est un ouvrier intelligent, mais d'un tempérament très nerveux et sujet à des accès de tristesse.

Le sieur E... a eu douze enfants. Onze sont morts à la suite d'accidents cérébraux. Aucun n'a dépassé 3 ans. L'enfant qui reste est épileptique et scrofuleux.

Un homme ayant éprouvé à diverses reprises des symptômes d'aliénation mentale dus à des excès alcooliques, se marie deux fois. Avec sa première femme il a seize enfants, dont quinze meurent dans les convulsions avant l'âge d'un an ; le survivant est épileptique. Avec sa seconde femme il a huit enfants. Sept succombent dans les convulsions. Le survivant est scrofuleux.

D'après Roesch, si aux hallucinations de l'ivresse pendant la conception se joint l'influence des lieux où règne le crétinisme, les enfants ne naissent pas simplement idiots, ils naissent crétins.

*
* *

L'observation suivante, que j'emprunte à un auteur allemand, n'est pas moins concluante :

Un musicien adonné à la boisson eut quatorze enfants de sa femme.

Quatre, un garçon et trois filles, étaient idiots de naissance. Le garçon, parvenu à l'âge de 15 ans, fut trouvé gelé en hiver dans la campagne, au milieu de laquelle il s'était égaré.

L'une des filles mourut d'atrophie à 8 ans, et une autre périt à 13 ans, de la même maladie.

La troisième vit encore et compte aujourd'hui 19 ans. Sous le rapport des facultés intellectuelles elle est au-dessous des animaux.

Tous les deux ou trois jours elle a des accès d'épilepsie. Elle ne produit pas de sons articulés, crie souvent sans relâche pendant des heures entières, puis se met à rire en faisant d'effroyables grimaces.

Quand aux dix autres enfants, il n'en survit plus que deux, qui ne présentent rien d'anormal. Les huit autres ont péri de consomption avant d'avoir dépassé les premières années de la vie.

Les idiots et les non idiots sont venus au monde pêle-mêle, sans former de séries régulières, ce qu'on peut attribuer à cette circonstance que le père était constamment ivre tant qu'il pouvait se procurer des liqueurs alcooliques; mais qu'il passait plusieurs jours de suite sans en faire usage, faute d'argent pour en acheter.

⁎

Tous ces exemples démontrent que l'état intellectuel momentané des générateurs a une influence bien marquée sur l'organisation et les aptitudes de l'enfant.

Mais peut-on en conclure la possibilité de produire à volonté des grands hommes, ou, au moins, des hommes supérieurs?

L'individu qui accomplit l'acte anthropogénique serait-il dans la situation du sculpteur qui, près de donner la forme à un bloc de marbre, peut dire : « Sera-t-il dieu, table ou cuvette ? »

C'est ce que prétendit, vers la fin du siècle dernier, Robert jeune, l'auteur de la *Mégalanthropogénésie*.

Il disait qu'au moment où l'esprit était fortement tendu et la tête occupée de vastes projets, la semence, plus animée, pouvait inspirer à l'embryon le principe d'une plus grande intellectualité.

Ainsi le guerrier, le poète, l'orateur, le peintre, le musicien, auraient des enfants qui deviendraient leurs émules ou leurs rivaux si, après avoir assisté à une bataille, composé une tragédie, prononcé un panégyrique, travaillé à un tableau ou à une symphonie, ils ne laissaient point refroidir leurs sens avant de payer un tribut à l'amour.

« Je suis persuadé, ajoutait-il, que si Vestris
« s'acquittait des devoirs conjugaux après le
« ballet de Télémaque ou de Psyché, il ne
« pourrait manquer d'engendrer un fils digne
« de lui, surtout ayant épousé une nouvelle
« Terpsychore. »

*
* *

Cette théorie eut d'abord un grand retentissement, et provoqua une foule de plaisanteries, la plupart de mauvais goût.

Elle était à peu près oubliée, et c'est à peine si on la citait de temps en temps à titre de curiosité scientifique, lorsqu'il y a quelques années plusieurs physiologistes émirent certaines idées qui semblaient venir à l'appui du système du docteur Robert.

M. Prosper Lucas, un des auteurs qui ont le

mieux approfondi toutes les questions qui se rattachent à l'hérédité, compara la répétition organique de la vie par la génération à la représentation artificielle des formes par la photographie.

« L'image électrique que grave la lumière n'est point simplement, dit-il, celle du visage et des traits, mais celle de l'impression et de l'expression de l'âme au moment où ils sont saisis par le soleil ; il en est de même en nous de l'image qui vivifie la magique lumière de notre existence.

« L'éclair qui la propage et qui la réfléchit ne transmet point seulement l'empreinte du type physique et moral de notre être, il transmet avec elle l'expression latente de la physionomie qu'il surprend à la vie, dans l'instant où le plaisir en féconde l'extase.

« Mais dans la merveilleuse invention de Daguerre, la représentation est instantanée dans tous ses effets, et la ressemblance immédiate et réelle ; dans l'œuvre plus merveilleuse de la génération, l'image est au futur, et la ressemblance est dans le devenir. »

*
* *

Ces idées parurent fécondes à un disciple de Gall et de Spurzheim, M. Bernard Moulin.

Cet auteur, dans un ouvrage récent, basé sur les données scientifiques les plus modernes et sur un nombre immense de documents historiques, posa nettement la formule suivante :

« Les enfants sont à l'état physique, moral
« et intellectuel, la photographie vivante de
« leurs parents générateurs prise au moment
« de la conception. »

Par un phénomène d'électricité nerveuse, ils reproduiraient dans l'essence rudimentaire le tempérament, les goûts, les affections, la force ou l'inertie d'intelligence de ces derniers, tels que le hasard, les circonstances ou la volonté en auraient provoqué le mode d'être en cet instant décisif et souverain.

Si en ce moment suprême les aspirations des générateurs sont tournées vers la gloire, le beau et le bien, les produits de leurs œuvres acquièrent la grandeur, la noblesse et l'immortalité.

La dation générative d'un seul organe, nerf ou veine, doué d'une forte puissance d'électrisation et de vitalité, suffirait pour provoquer un grand talent et préparer les éléments d'un grand homme.

« Tous les maîtres de musique, dit M. Ber-
« nard Moulin, n'ont pas des rejetons musiciens.
« Il en serait autrement s'ils voulaient, au
« moment décisif, fredonner avec attention
« une cantate qui agite les fibres. Nous leur
« prédisons un succès complet ; car en char-
« geant ainsi de fluide vital reproducteur l'or-
« gane musical, cet organe de la musique se
« photographiera vivant et énergique dans le
« rejeton. Il n'y aura pas de déperdition de
« fluide en d'autres points, l'enfant naîtra
« musicien. »

*
* *

L'ouvrage de M. Bernard Moulin est intéressant à plus d'un titre.

Il brille par l'érudition historique, renferme des aperçus curieux, et présente même de temps en temps des rapprochements étranges...

Nous ne sommes pas de ces « hommes incrédules et légers » dont il craint l'ironie sarcastique.

Nous faisons avec lui des vœux pour que ses idées, quelque bizarres qu'elles paraissent, soient soumises à une expérimentation régulière.

Nous verrions même sans déplaisir « les préceptes mégalanthropogénésiques de la Vénus savante » figurer dans la corbeille de noces de tous les jeunes époux.

Mais en attendant l'époque où la phrényogénie « étonnera le monde par l'heureuse immensité de ses conséquences, » il nous paraît très douteux qu'il suffise à un musicien de noter des airs de sa composition en embrassant sa femme, pour produire un émule de Wagner et de Verdi, ou qu'une tirade de Racine débitée avec chaleur dans un moment convenable puisse vivifier l'imagination de l'embryon et le douer de la bosse de la poésie tragique.

Si dans l'état actuel de nos connaissances anthropologiques il est impossible d'admettre qu'on puisse doter à volonté l'embryon d'aptitudes spéciales, l'expérience des siècles a du moins prouvé qu'à l'aide de certains procédés d'hygiène intime il est possible d'assurer à l'enfant une riche organisation physique et intellectuelle.

C'est ainsi que les époux peuvent espérer une belle progéniture quand ils ont rassemblé toute l'énergie de leur vitalité en s'abandonnant au vœu de la nature, et que leur âme a été absorbée tout entière par l'union génératrice.

C'est précisément à cause des absences intellectuelles qui accompagnent l'ivresse, que les enfants conçus dans l'alcoolisme sont incomplets au physique et au moral.

L'activité de la pensée, l'érection du cerveau, l'exaltation des idées, ne peuvent avoir lieu qu'aux dépens des fonctions génésiques, et au détriment de l'être qui doit en résulter.

Les rejetons des hommes éminents par leurs facultés héritent rarement du génie ou du talent paternel.

C'est une remarque qu'ont faite de tout temps les physiologistes.

Elle n'a même pas échappé aux soubrettes de comédie.

Finette dit à Ariste, dans le *Philosophe marié* de Destouches :

> Les grands esprits, d'ailleurs très estimables,
> Ont fort peu de talent pour former leurs semblables.

C'est en ce sens qu'on a pu dire que le meilleur moyen d'avoir des enfants d'esprit serait encore d'être amoureux comme une bête.

*
* *

Un auteur donne le nom de productions *azymes* aux enfants engendrés pendant cet état d'adynamie qui accompagne les travaux de l'esprit, et dans lequel la semence semble manquer, pour ainsi dire, de levain.

On sait que Newton mourut vierge à 80 ans, et qu'il ne mangeait que du pain quand il travaillait à son traité d'optique.

Si, en composant cet ouvrage qui a immortalisé son nom, ce grand mathématicien eût quitté un instant les hautes régions de la pensée pour satisfaire une velléité charnelle, il y a lieu de croire qu'il n'aurait engendré qu'un homme médiocre, peut-être même un idiot.

Le fait suivant prouve, du reste, que les hommes qui passent leur vie dans les sphères éthérées sont en général peu aptes à se donner des héritiers.

Un savant astronome, M. le professeur L..., marié à une jeune et jolie femme, n'avait encore pu se procurer les joies de la paternité.

Une réminiscence d'équations algébriques de tous les degrés venait toujours l'assaillir et arrêter intempestivement l'élan de sa passion érotique.

Peyrilhe conseilla à Mme L... de ne jamais céder aux vœux, très peu ardents du reste, de son époux, qu'après l'avoir plongé dans un état de demi-ivresse, « ce moyen paraissant seul capable de le soustraire aux influences spirituelles de la céleste Uranie, pour le livrer un instant aux séductions plus positives de la terrestre déesse de Paphos. »

Le procédé aurait pu être dangereux pour peu qu'on eût dépassé la mesure.

Néanmoins il réussit. M. L... est maintenant père de plusieurs enfants robustes et intelligents.

***

Si les femmes usaient jamais du droit qu'Helvétius leur reconnaît et que Saint-Lambert leur refuse, de prendre une part active à nos travaux scientifiques, littéraires ou administratifs, on peut dire que la beauté et l'avenir de l'espèce humaine seraient sérieusement compromis.

La fécondité est d'autant plus faible que la femme est moins femme et que l'homme est moins homme.

Or, l'expérience prouve que chez les filles d'Ève les fruits dérobés à l'arbre de la science portent atteinte à la sexualité.

La femme qui boit largement à la coupe du savoir devient, suivant une heureuse expression, semblable à la fleur dont on multiplie les pétales par la culture.

Elle perd la faculté de se reproduire à mesure que l'éducation, poussée trop loin, déplace chez elle les sources de la vie.

A Athènes, les hétaires seules fréquentaient le Portique et prenaient part aux conversations des philosophes, tandis que les épouses vaquaient aux occupations du gynécée, dans une atmosphère de calme et de sérénité.

***
* *

Toutes les facultés de l'âme et du corps doivent être, au moment décisif, harmoniquement élevées à leur plus haute puissance.

Une copulation indolente, dépourvue de spontanéité et accomplie sur le « mol chevet de l'indifférence, » comme disait Montaigne, ne peut donner que des produits inférieurs.

Supposons que M. Prudhomme réveille une nuit son épouse, parce qu'il vient de se rappeler qu'il y a juste vingt ans qu'il l'a conduite à l'autel, et qu'il croirait manquer à tous ses devoirs s'il négligeait de célébrer cet anniversaire d'un des plus beaux jours de sa vie.

M. Prudhomme, en semblable occurrence, engendrerait peut-être un bourgeois méthodique, mais jamais un artiste ni un homme de génie.

Je doute que le philosophe Zénon, qui ne s'approcha de sa femme qu'une seule fois, et encore, disait-il, par civilité, ait pu procréer un enfant énergique.

*
* *

Il ne suffit pas, toutefois, que la fécondation soit opérée dans de bonnes conditions d'ardeur physique; une fécondité heureuse a pour gage essentiel l'assimilation des âmes, la fusion intime du corps et de l'esprit des époux.

Nous voyons tous les jours le mariage jeter tout à coup dans les bras l'un de l'autre un jeune homme et une jeune fille qui ne se connaissent guère que pour avoir échangé, dans les intervalles de repos d'un quadrille, quelques phrases empruntées au vocabulaire banal de la société.

Chez eux l'amour, comme on l'a dit, commence à rebours; ils sont époux avant d'être amants; ils sont unis avant que de s'aimer.

Un premier rapprochement opéré dans de semblables conditions, c'est-à-dire dans un état d'impatience purement physique chez l'homme, d'embarras et de surprise chez la femme, est heureusement presque toujours stérile.

S'il était suivi de fécondation, l'être qui en naîtrait serait probablement défectueux.

Les anciens, chez lesquels les fiançailles étaient en usage, comprenaient mieux que nous cette lente et délicieuse initiation de la tendresse, si conforme au vœu de la nature, qui exige que toute chose germe avant d'éclore, que tout fruit mûrisse avant d'être cueilli.

« L'état des fiançailles, disait Swedenborg, peut être comparé à l'état du printemps avant l'été, et les charmes intérieurs de cet état à la floraison des arbres avant la fructification. »

On sait que l'ange ne permit à Tobie de s'approcher pour la première fois de sa femme qu'après trois jours de continence.

Il peut arriver que l'affection mutuelle des conjoints vienne plus tard ratifier une alliance qui n'avait d'abord été conclue que dans un but d'intérêt; mais souvent aussi l'indissolubilité du lien ne fait que confirmer et accroître une répulsion qui avait d'abord paru puérile et irréfléchie.

Cette disposition d'esprit des époux retentit en général d'une manière fâcheuse sur l'organisation des enfants.

« Quand les parents ont de l'aversion l'un
« pour l'autre, dit Burdach, ils produisent des
« formes désagréables; leurs enfants sont moins
« vifs, ils sont moins dispos. »

Galien avait remarqué que les femmes laides et incapables d'inspirer de l'amour donnaient souvent le jour à des enfants stupides.

*
* *

La contrainte dont les jeunes filles sont quelquefois victimes quand leurs parents ont résolu de les marier, rappelle ce que Prosper Lucas désignait ironiquement sous le nom de « monte au bâton, » procédé qui, de l'avis de tous les vétérinaires, ne donne presque jamais que de mauvais produits.

Les animaux qui, dans l'acte générateur, ne paraissent guidés que par un besoin instinctif, ont aussi leurs sympathies et leurs antipathies.

Félix Villeroy cite un très beau taureau de sa basse-cour, qui, lorsqu'on lui offrait une vache maigre et crottée, faisait un demi-tour en dépit des efforts des assistants, et gagnait rapidement la porte de son étable.

Les campagnards, en pareil cas, recourent à la violence et frappent impitoyablement l'étalon qui ne rend pas de bonne grâce le service qu'on exige de lui.

C'est en partie aux saillies de ce genre que Grognier attribue l'extrême chétivité du bétail français.

*
* *

On sait que les bâtards figurent dans une forte proportion parmi les hommes éminents de toutes les époques.

Nés d'un amour violent, mais furtif et industrieux, ils ont généralement beaucoup de ressources dans l'esprit, et se distinguent par leur intelligence et leur audace.

Aussi ont-ils joué de tout temps un rôle considérable sur la scène politique.

« L'esprit des parents, » disait M. Le Camus, l'auteur de la *Médecine de l'Esprit*, (lequel, n'en déplaise à Voltaire, n'en a pas seulement mis dans le titre de son ouvrage), « l'esprit des
« parents, continuellement aiguisé par des ru-
« ses nécessaires à une tendresse traversée par
« des obstacles continuels, exercés par des ar-
« tifices propres à tromper la jalousie d'un mari
« ou la vigilance d'une mère, éclairée par le
« besoin de dérober à l'opinion publique des
« plaisirs qu'elle condamne, doit nécessairement
« transmettre aux enfants qui en proviennent
« une grande partie des talents auxquels ils
« doivent le jour. »

Saint Augustin disait que la grandeur d'esprit d'Adeodat, son fils naturel, l'épouvantait.

*
* *

On pourrait citer un nombre considérable de bâtards illustres, depuis Dunois, Erasme,

César Borgia, don Juan d'Autriche, Cardan, Chapelle, le duc de Berwich, le duc de Montmouth, le maréchal de Saxe, Lowendal, d'Alembert, Delille, etc., jusqu'à l'époque actuelle, où nous voyons briller au premier rang une foule de personnages qui doivent le jour à des unions extra-matrimoniales, quelquefois adultérines.

Il ne faut pas croire cependant qu'il suffise de naître hors mariage pour être doué de toutes les perfections organiques et intellectuelles.

Les bâtards qui se sont fait un nom dans les sciences, dans les lettres ou sur le champ de bataille, étaient généralement des bâtards bien nés, si nous pouvons nous exprimer ainsi, c'est-à-dire de véritables enfants de l'amour, issus d'une passion ardente, mais chaste dans ses écarts.

Les enfants naturels qui peuplent nos hospices et qui doivent le jour non plus à l'amour, mais à la débauche, sont, au contraire, généralement déshérités au point de vue physique et moral.

La statistique démontre que les fruits avortés

de la *Venus vulgivalga*, les produits tarés d'une promiscuité vénale, sont encore sous le poids de l'anathème des saintes Ecritures.

« Les rejetons bâtards ne jetteront point de
« profondes racines, et leur tige ne s'affermira
« point. Que si, avant le temps, ils possèdent
« quelques branches en haut, comme ils ne
« sont point fermes, ils seront ébranlés par les
« vents, et la violence de la tempête les arra-
« chera jusqu'à la racine. Leurs branches
« seront brisées avant d'avoir pris de l'accrois-
« sement; leurs fruits seront inutiles et âpres
« au goût. »

*
* *

En résumé, l'influence qu'exerce sur l'embryon l'état mental des facteurs au moment de la conception est un fait physiologique incontestable.

Ce qui démontre d'une manière péremptoire la réalité de ce phénomène, c'est l'imperfection organique et morale des enfants conçus dans les hallucinations de l'ivresse.

On évitera donc de se livrer à l'acte générateur à la suite d'une émotion forte, d'un mouvement passionnel violent, tel qu'une vive frayeur ou un accès de colère.

Tout rapprochement sexuel serait dangereux pour l'enfant qui pourrait en résulter, s'il était opéré sous l'empire d'une passion dépressive, par exemple d'un violent chagrin.

Les hommes qui consacrent leur vie à des études abstraites attendront, pour se livrer au coït, que leur esprit soit dégagé de toute préoccupation scientifique, et qu'ils aient repris leur assiette ordinaire au milieu des réalités de la vie.

Un état d'excitation nerveuse déterminé par une représentation dramatique ou par une lecture émouvante peut également retentir d'une manière fâcheuse sur la constitution morale de l'embryon.

CHAPITRE II

INFLUENCE QU'EXERCE L'ÉTAT PHYSIQUE DES PARENTS,
AU MOMENT CONCEPTUEL, SUR L'ORGANISATION
DE L'ENFANT.

N'approchez que religieusement et sagement de cette source de la vie.

SERAINE.

Si on savait ce que c'est que la vie, on ne la donnerait pas si légèrement.

Mme ROLLAND.

La première condition physique pour donner le jour à des enfants vigoureux, et chez lesquels le caractère de l'espèce soit imprimé d'une manière profonde et durable, c'est d'être parvenu à l'âge de la maturité procréatrice.

Cette maturité, à laquelle on a donné le nom de *nubilité*, ne doit pas être confondue avec la *puberté*.

Celle-ci n'est que l'éveil ou le prélude d'une fonction qui, mise en jeu prématurément, ne saurait donner que des êtres chétifs comme individus et comme souches.

※
※ ※

On admet généralement que l'invasion des règles est le signal de l'âge nubile, de telle sorte que menstruation et nubilité seraient presque des termes synonymes.

Or, rien n'est variable comme l'époque où les règles font leur première apparition.

Les jeunes filles élevées dans les cités populeuses, où tout concourt à surexciter leur système sensitif, sont ordinairement réglées trois ou quatre ans plus tôt que celles qui passent leur enfance dans le calme et la simplicité de la vie champêtre.

Ce qui démontre que le début de l'évolution menstruelle n'implique nullement l'aptitude réelle au mariage, c'est qu'on l'observe chez des petites filles évidemment inhabiles à engendrer.

On lit dans les *Mémoires de l'Académie des sciences* l'histoire d'une enfant qui commença à être réglée huit jours après sa naissance.

Kerkrin en a vu une autre réglée, pour ainsi dire, en venant au monde.

Velpeau a connu une jeune fille dont les règles avaient paru pour la première fois à un an et demi, et continuaient de se montrer exactement tous les mois.

D'un autre côté, on voit souvent des femmes devenir enceintes sans avoir jamais été réglées.

Fabrice de Helden parle d'une femme de 40 ans qui n'avait jamais été menstruée et qui, cependant, était mère de sept enfants bien portants.

Roester cite même l'observation d'une autre femme, mariée à un meunier, qui « ne voyait jamais ses mois que quand elle était grosse. »

*
* *

Beaucoup de physiologistes pensent que la véritable mesure de l'aptitude au mariage serait, pour les deux sexes, l'achèvement de la croissance, indiqué par l'état stationnaire de la taille et l'achèvement du système osseux.

Cette mesure fixerait l'âge minimum du mariage à 18 ans environ pour les femmes, et à 20 ans pour les hommes.

Burdach et Marc reculent ces limites. Suivant eux, la jeune fille ne doit devenir mère que quand, depuis un an au moins, sa taille a cessé de s'accroître.

« 20 ans et 25 ans, dit M. Fonssagrives, seraient les fixations que l'hygiène devrait proposer si elle avait autorité au conseil de famille. »

D'après les recherches du professeur Duncan, d'Edimbourg, les enfants les plus pesants sont ceux qui proviennent de mères âgées de 27 à 30 ans.

**
* **

Les mariages contractés avant l'heure marquée par la nature ont généralement des conséquences désastreuses.

« Rien ne s'oppose plus à une bonne génération, disait Aristote, que la précocité des mariages.

« Dans tout le règne animal, les produits obtenus au premier éveil de l'instinct sexuel sont constamment imparfaits.

« Le moyen d'avoir des races naines de

chiens consiste à provoquer la précocité de la génération.

« Il en est de même dans l'espèce humaine. Les mariages précoces ne donnent naissance qu'à une race petite et sans valeur. »

*
* *

Pour communiquer la puissance vitale, il faut la posséder dans toute sa plénitude.

Il est vrai que, par une admirable prévoyance de la nature qui tient moins à la conservation de l'individu qu'à la propagation de l'espèce, la plasticité, chez les jeunes femmes, tend à se diriger surtout vers le développement de l'embryon.

Chez les femmes enceintes qui n'ont pas encore terminé leur croissance, celle-ci s'arrête généralement ou se ralentit, de même qu'un arbre fruitier ne croît plus tant que ses fruits mûrissent.

Néanmoins il arrive souvent que la mère continue de s'assimiler une partie des substances qui doivent concourir à son développement, surtout à celui de la charpente osseuse, ce qui ne peut avoir lieu qu'aux dépens du fruit qu'elle porte dans son sein. De là, procréation d'enfants rachitiques.

On sait que jamais les conseils de révision ne prononcèrent autant de réformes qu'en 1833 et 1834. Une foule de mariages contractés prématurément en 1812 et 1813, pour échapper à la conscription, n'avaient donné que des produits sans taille et sans vigueur.

* *
*

L'infériorité organique des premiers nés est un fait qu'on a souvent l'occasion de vérifier.

Si, comme on l'a dit, « le fruit d'un premier amour tombe souvent avant sa maturité, » c'est presque toujours parce qu'il est issu d'une union trop précoce.

La primiparité est d'ailleurs, quel que soit l'âge de la mère, une condition défavorable à l'enfant.

Quand la force plastique se dirige pour la première fois vers l'utérus, il semble que, faute d'exercice, elle manque d'énergie et de précision.

D'un autre côté, les aînés sont généralement mieux doués que les cadets au point de vue de la vivacité et de l'intelligence, parce qu'ils sont le produit de la première et de la plus ardente passion des époux.

*
* *

« Si l'adolescence, force encore incomplète, ne peut en général communiquer à l'être tous ceux des caractères de l'organisation qui sont, pour ainsi dire, au futur et qu'elle n'a pas encore, la vieillesse, au déclin, ne saurait propager les attributs d'un âge où elle a cessé d'être et des dons qu'elle n'a plus. »

Les unions tardives, étant des dérogations à la loi naturelle, ne sauraient rester impunies.

La vieillesse, selon Térence, est déjà une maladie. Donnez-lui une femme, ce sera la mort.

Non seulement le vieillard abrége ses jours en dépensant, pour créer un nouvel être, des restes de vitalité qui souvent suffiraient à peine pour prolonger sa propre existence ;

Mais les individus qui en naissent déclinent avant l'heure, faute de bons éléments primitifs d'organisation et d'une impulsion vitale assez énergique.

*
* *

Les enfants qui sont le produit de la vieillesse ont généralement quelque chose de mélancolique qui contraste avec leur âge. Leur physionomie porte le cachet d'une vieillesse anticipée.

Ils peuvent être doués des qualités solides de l'esprit, mais ils sont presque toujours déshérités des dons brillants de l'imagination.

Ce sont, comme on le dit vulgairement, « de vieilles âmes dans de jeunes corps. »

Ils passent prématurément de l'âge adulte à la vieillesse ; leurs cheveux blanchissent de bonne heure.

Ils sont débiles, torpides, lymphatiques, sinon scrofuleux, sujets aux hémorroïdes, etc., et peu favorisés sous le rapport de la longévité.

J'ai cité, dans mon *Art de Vivre longtemps*, le cas curieux d'une femme, Marguerite Krobscowna, de Conino, en Russie, qui avait épousé à l'âge de 95 ans le nommé Gaspard Raycourt, d'origine française, alors âgé de 105 ans, et qui en avait eu trois enfants, deux garçons et une fille.

Ces enfants eurent des cheveux blancs dès l'âge de 15 ans. Ils n'avaient point de dents, et leurs gencives offraient l'aspect qu'elles présentent après la chute de ces osselets. Ils étaient assez grands pour leur âge, mais ils avaient le dos voûté, le visage ridé, et tous les caractères extérieurs de la décrépitude.

D'après Buffon, les poulains engendrés de vieux étalons et de vieilles juments ont les salières creuses comme les vieux chevaux, et ils ont, ainsi qu'eux, des poils blancs aux sourcils dès leur 9e année.

*
* *

Il ne suffit pas, pour avoir de beaux rejetons, d'être arrivé à cette période de l'existence où le corps a atteint le summum de la vigueur procréatrice. Il faut encore faire un sage emploi de ce fluide organique qu'on a appelé la quintessence de la vie réduite à sa dernière expression.

Pour que ce fluide possède ses vertus prolifiques dans toute leur plénitude, il faut qu'il ait séjourné pendant quelque temps dans ses réservoirs naturels, qu'il y ait subi une élaboration convenable, et qu'il y ait acquis, si nous pouvons nous exprimer ainsi, une certaine maturité.

L'imperfection d'un sperme appauvri par des émissions trop fréquentes serait, suivant M. Devay, « une des causes les plus puissantes « des diathèses rachitique et écrouelleuse qui « déciment la population. »

Il ne peut en éclore que des embryons entachés d'une faiblesse originelle qui rend laborieuses et maladives toutes les phases de leur développement.

*
* *

Les copulations donnent des produits d'autant plus parfaits qu'elles sont moins répétées.

On pourrait citer un grand nombre d'hommes célèbres qui ont été engendrés à la suite d'une longue continence.

Le père de Michel Montaigne eut ce fils qui devait illustrer son nom, en revenant à 32 ans, vierge encore, des guerres d'Italie.

Neuf mois avant la naissance de J.-J. Rousseau, son père arrivait de Constantinople et « apportait à son épouse le prix d'une longue fidélité. »

*
* *

Plutarque comparait les hommes lascifs aux « grands babillards dont la parole est stérile et « ne porte que de mauvais fruits. »

Si les animaux sont presque toujours féconds et donnent généralement de beaux produits, c'est qu'ils ne s'accouplent que sous l'impulsion du besoin et aux époques marquées par la nature.

L'homme, au contraire, abusant de la faculté qui lui a été dévolue de faire l'amour en toute saison, comme disait Beaumarchais, obéit souvent à des incitations factices, fruit d'une imagination déréglée, et n'apporte plus dans ses conjonctions vagues et fréquentes qu'un sperme peu copieux et mal élaboré.

Il est prouvé que la polygamie, toute favorable qu'elle paraisse être à la population, ne propage cependant guère plus que la monogamie, parce que l'homme s'épuise trop par des jouissances illimitées.

*
* *

Une maxime qui a cours dans un certain monde, c'est que les hommes qui ont vidé à grands traits la coupe des plaisirs sensuels sont les meilleurs maris.

A entendre certains observateurs, il faut toujours un temps de libertinage ; c'est un mauvais levain qui fermente tôt ou tard, et une mère a tort d'exposer sa fille aux périls de cette fermentation quand elle n'est pas terminée.

Nous ne pouvons admettre que « les fredaines et les écarts soient au mariage ce que la rougeole et la coqueluche sont à la santé des enfants, » et qu'il faille absolument en avoir passé par là pour être bon mari ou pour se bien porter.

Il est impossible que les hommes, si nombreux de nos jours, qui se marient par calcul et, comme on dit vulgairement, « pour faire une fin, » puissent encore trouver dans les restes d'une virilité gaspillée les éléments d'une progéniture vigoureuse.

On sait que Louis XIV demandait un jour à son médecin pourquoi sa femme ne lui donnait que des enfants débiles ou difformes, tandis que ceux de ses maîtresses étaient beaux et vigoureux. « Sire, répondit le docteur, c'est parce « que vous ne donnez à la reine que les rin- « çures. »

*
* *

Les enfants qui naissent d'anciens viveurs sont généralement mal partagés sous le rapport physique. Ils n'ont que la santé qui leur vient de leur mère.

Ils ne sont guère mieux doués au point de vue moral et intellectuel, car ils sont issus d'une union à laquelle une ardeur mutuelle n'a pas présidé.

Une femme jeune et belle ne peut qu'éprouver de l'aversion pour l'homme usé qui souvent, si elle connaissait l'histoire, lui rappellerait Néron dans les bras de Poppée ou Xénocrate dans ceux de Phryné.

Si la vertu, l'amour de ses enfants et la religion ne lui viennent en aide, c'est une femme perdue.

Roussel, celui des écrivains anciens et modernes qui a étudié avec le plus de finesse les goûts et les penchants de la femme, disait que celle-ci était instinctivement portée à préférer l'homme fort et vigoureux à l'être chétif et délicat :

« Si on présente à une jeune fille, ajoutait-il,
« un Adonis ou un Hercule, elle rougira, mais
« elle choisira l'Hercule. »

L'animal lui-même répugne à s'accoupler avec un individu inhabile à la génération.

Un mâle qu'on dépouille du plus bel ornement de son sexe, par exemple un bruant à qui on arrache les plumes de la queue (Burdach), est repoussé par les femelles.

*
* *

Un charmant écrivain, le docteur Menville de Ponsan, auteur de l'*Histoire philosophique et médicale de la Femme,* conseille aux époux qui veulent donner le jour à des enfants bien constitués, de ne jamais éteindre leurs désirs dans la satiété.

« Il faut, dit-il, quitter l'autel de l'amour
« avec la force d'y déposer encore une autre
« offrande. »

Tous les auteurs qui ont écrit sur la génération ont insisté sur ce point important d'économie conjugale.

Les législateurs anciens l'avaient même réglementé.

Zoroastre voulait que les époux s'acquittassent de leurs devoirs une fois tous les neuf jours ; Solon, tous les dix jours au moins ; Mahomet, une fois par semaine pour chacune des femmes du harem.

Le grand physiologiste Haller dit que dans l'espèce humaine l'accouplement normal se réitère en général deux fois en sept jours ;

mais il est évident que la répétition plus ou moins fréquente de l'acte génésique est subordonnée à une foule de circonstances, notamment à l'âge des conjoints et à leur tempérament.

Voici le conseil qu'un vieux médecin donnait à un jeune homme : « Si votre constitution est « faible et délicate, fuyez les plaisirs de l'a- « mour ; il y a ici une couche d'épines enfouie « sous les roses. Mais l'excitant prolifique vous « agite-t-il sans cesse, conduisez-vous selon « votre âge. De 25 à 36, vivez sur le revenu ; « de 36 à 45, faites des économies ; depuis 45 « jusqu'à la fin, gardez précieusement le ca- « pital. »

Le mariage est le grand régulateur des besoins sexuels, car, en excluant l'attrait de la nouveauté, il met l'homme à l'abri des surexcitations factices.

L'union conjugale serait donc une source d'heureuse fécondité, sans une pratique qui, en se généralisant, est devenue un des fléaux de notre époque.

Cette pratique est celle qui attira la malédiction de Dieu sur Onan, l'époux de Thamar la Chananéenne : « Ille sciens non sibi nasci « filios, introiens ad uxorem fratris sui, semen « fundebat in terram ne liberi fratris nomine « nascerentur. »

Cette manœuvre dont les anciens avaient entrevu les funestes conséquences, puisqu'à Rome les futurs époux étaient obligés d'affirmer par serment devant les censeurs que leur intention était de procréer, cette manœuvre, disons-nous, est considérée par les physiologistes comme jouant un rôle immense dans la dégradation de la race humaine.

Ce serait surtout à l'influence cachée, sourde et permanente des fraudes génésiques, que, suivant beaucoup d'économistes et de statisticiens, il faudrait attribuer la diminution actuelle de la natalité et la lenteur de sa progression, qui ressemble à un temps d'arrêt.

※
※ ※

Beaucoup de personnes mariées se condamnent à des jouissances improductives, parce qu'elles redoutent de se créer des charges qui les gêneraient dans leurs habitudes de luxe et de bien-être.

Mais la nature, qui abhorre les plaisirs stériles, ne laisse jamais ces calculs impunis.

Les artifices à l'aide desquels l'homme, tout en assouvissant ses besoins sensuels, élude la loi *Multiplicamini*, ont des résultats désastreux, tant pour les époux que pour les rejetons.

La matrice, en effet, a été comparée à un animal vivant dans un autre animal et ayant des besoins qui lui sont propres.

Eveillée d'abord, puis frustrée dans ses aspirations, elle finit par se révolter et cesse de répondre à des sollicitations trompeuses.

Sa vitalité finit par se pervertir de telle sorte que si la prudence de l'homme, ce qui arrive souvent, vient à être déjouée dans ses calculs, une imprégnation incomplète donne des produits qui se trouvent entachés d'insuffisance physique et intellectuelle, « obligés qu'ils sont, « suivant la belle expression de Deffieux, de « surgir au milieu d'un vaste effort du « néant. »

On s'est même demandé si, en pareil cas, la nature, momentanément troublée dans sa force plastique et créatrice, ne pourrait pas enfanter des monstruosités par défaut.

« N'est-il pas raisonnable de supposer que la force créatrice, ne rencontrant pas dans une fonction perturbée les conditions nécessaires à l'élaboration d'un produit normal, la conception sera originairement tarée, et l'être qui en proviendra, un de ces monstres qui ressortissent à la tératologie ?

« Le rapprochement suivant est propre à justifier cette hypothèse. Il est reconnu par la plupart des nosologistes que des chagrins profonds et prolongés peuvent troubler la nutrition au point de donner naissance à des tissus hétéromorphes, sans analogie dans l'économie, comme le cancer et ses nombreuses variétés. Pourquoi dès lors le trouble de la conception n'amènerait-il pas des déviations identiques dans la construction propre de l'œuf humain ? »

* * *

On a annoncé dans ces derniers temps une découverte physiologique qui restreindrait probablement les habitudes d'onanisme conjugal, si elle était sanctionnée par l'expérience; car elle assurerait chaque mois plusieurs jours de sécurité et de fête à la lubricité prévoyante des époux.

Suivant M. Pouchet, il y aurait dans l'intervalle des époques menstruelles certains jours où la femme serait absolument inféconde.

Voici comment s'exprime ce savant dans un ouvrage couronné par l'Institut :

« La fécondation ne peut s'opérer que lors« que les œufs ont acquis un certain déve« loppement et après leur détachement de « l'ovaire.

« Dans l'espèce humaine et chez les mammi« fères, la fécondation n'a jamais lieu que lors« que l'émission des ovules coïncide avec la « présence du fluide séminal.

« La fécondation offre un rapport constant « avec la menstruation ; aussi, sur l'espèce hu« maine, il est facile de préciser rigoureuse-

« ment l'époque inter-menstruelle où la con-
« ception est physiquement impossible et celle
« où elle peut offrir quelques probabilités.

« La conception ne peut s'opérer que du
« premier au douzième jour qui suivent les
« règles, et jamais elle n'a lieu après cette
« époque. »

***

L'existence bien démontrée des périodes mensuelles d'infécondité serait-elle un bienfait pour l'hygiène ? Le moraliste n'aurait-il pas, au contraire, à déplorer la vulgarisation d'une théorie qui subordonnerait la conception à un simple calcul ?

Quoi qu'il en soit, nous devons prévenir les partisans du procédé malthusien qu'ils s'exposeraient à des déceptions s'ils ajoutaient une foi aveugle aux assertions de M. Pouchet.

Il est probable que l'aptitude de la femme à engendrer est infiniment moindre aux époques désignées par ce physiologiste ; mais dans l'opinion de praticiens expérimentés, elle n'est pas nulle d'une manière absolue, de telle sorte que la femme peut devenir mère à toutes les époques du mois, même pendant la menstruation.

* *
*

Le sang que perd la femme pendant ses règles a été de tout temps considéré comme impur, bien qu'au point de vue anatomique il ne diffère en rien de celui qui circule dans les vaisseaux.

Le Lévitique interdisait la cohabitation pendant le flux cataménial. « Ne vous approchez pas d'une femme qui a son écoulement de tous les mois. »

On trouve le même précepte dans les lois de Manou : « Quelque désir qu'il éprouve, l'homme « ne doit pas s'approcher de sa femme lorsque « les règles commencent à se montrer, ni repo- « ser dans le même lit. »

Quelques théologiens, d'après l'avis de saint Thomas, regardent même comme un péché mortel le rapprochement des sexes pendant la menstruation, parce que, suivant eux, il expose au péril d'engendrer des enfants lépreux, scrofuleux, rachitiques ou idiots.

On sait qu'une croyance populaire regarde la couleur rousse des cheveux comme un attribut spécial aux enfants qui ont été conçus pendant l'écoulement mensuel.

L'opinion de saint Thomas a rallié plusieurs partisans parmi les physiologistes modernes.

Lalouette croit avoir remarqué que les sujets qui ont été conçus pendant la menstruation sont fréquemment scrofuleux. M. Lepelletier dit qu'il a fait dans deux cas différents la même observation.

M. Devay rapporte à la même influence quelques cas d'une maladie très grave par les conséquences qu'elle peut avoir sur l'avenir d'un enfant : l'ophthalmie des nouveau-nés.

M. Prosper Lucas est persuadé que la menstruation est une des époques dont il importe peut-être le plus de tenir compte dans l'intérêt de la santé des enfants.

Dans son opinion, conforme sur ce point à de très anciennes doctrines, la menstruation agit chez les femmes, et particulièrement chez celles qui ne jouissent pas d'une santé parfaite, comme une dépuration périodique du sang.

Elle a donc, par cette cause, sur la santé de l'enfant toute l'influence du plus ou du moins de pureté du sang de ses auteurs.

De là deux prescriptions principales :

La première, d'éviter de concevoir pendant toute la durée de la menstruation ;

La seconde, de l'éviter également dans les huit ou dix derniers jours qui la précèdent, le sang étant alors chargé de plusieurs principes qu'il doit éliminer, particulièrement si la femme est atteinte de quelque cachexie. Il est inévitable que l'enfant engendré et développé dans le sein maternel sous l'empire de cette mauvaise condition générale des liquides en subisse l'influence.

Il est à craindre qu'il n'apporte à la vie une moindre pureté de sang, une santé moins solide, une prédisposition aux diathèses morbides.

*
* *

Quant à l'époque de l'année où il est le plus convenable d'engendrer, on a fait depuis longtemps la remarque que les enfants les plus robustes sont ceux qui ont été conçus au printemps.

Bien que chez l'homme il n'y ait pas d'époque déterminée pour l'union des sexes, cependant c'est au renouvellement de la belle saison qu'il se montre le plus sensible aux plaisirs de l'amour.

Une dame du grand monde avouait à un médecin que c'était surtout au mois de mai qu'elle avait besoin de se tenir sur ses gardes pour éviter les faux pas.

L'exubérance de forces que réveillent chez les deux sexes les émanations vivifiantes d'une nature rajeunie, ne peut que contribuer à doter richement l'être futur.

Comme les différentes époques de la journée représentent en petit celles de l'année, selon la remarque d'Hippocrate, on s'est aussi demandé s'il y a une *heure génitale,* un temps plus favorable à la conception, comme le croyaient les anciens.

Plutarque, dans ses *Propos de table,* a longuement discuté la question du « temps propre à cognoistre femme. »

Olympius prétendait qu'il fallait se gouverner envers le jeu des amours de manière que le soir en se couchant on dît : « Il n'est pas encore temps, » et le matin en se levant : « Il n'est plus temps. »

Ceux qui veulent résoudre la question au lieu de l'éluder doivent opter pour le matin.

C'est le matin, comme l'a fait observer Virey, que le coq coche ses poules. C'est dans ce printemps de la journée que les fleurs s'épanouissent et se fécondent.

On demandait à Fontenelle s'il n'avait jamais songé à se marier. « Quelquefois, répondit le philosophe, le matin. »

On raconte que les jésuites, voulant augmenter la population du petit État qu'ils avaient fondé au Paraguay, faisaient sonner la cloche chaque matin une heure avant le lever.

Il est certain que les enfants conçus le matin, après un sommeil réparateur, doivent être plus vigoureux que ceux qui ont été procréés après une journée d'agitation et de fatigue.

CHAPITRE III

DE L'INFLUENCE QU'EXERCE, PENDANT LA GROSSESSE,
L'ÉTAT MENTAL DE LA MÈRE SUR LE PRODUIT
DE LA CONCEPTION.

L'âme a le pouvoir d'organiser le fœtus.

STAHL.

La mère, suivant l'expression d'un physiologiste allemand, doit se considérer comme une arche sacrée dans laquelle Dieu a déposé son nouvel ouvrage, et dont elle est responsable envers le Créateur.

Elle doit veiller par tous les moyens possibles à la santé de l'âme et du corps du nouvel être qui vient d'être appelé à la vie.

Les devoirs des générateurs commencent avant la conception; mais ils n'en deviennent que plus impérieux et plus graves quand l'ovule a reçu l'impulsion de la vie.

Occupons-nous d'abord de l'influence que le moral de la mère peut exercer sur l'enfant qu'elle porte dans son sein.

Les anciens connaissaient ce mode d'influence et lui attribuaient une puissance toute particulière.

Chez les Grecs, les gynécées, ou appartements des femmes, étaient peuplés de statues représentant les dieux, les demi-dieux et les déesses dans les poses les plus gracieuses et sous les formes les plus élégantes.

Pendant la grossesse, les yeux d'une Spartiate n'étaient frappés que par des images qui rappelaient la beauté unie à la force.

On avait soin que tout concourût à préparer une race de héros. « Même avant de naître, « un Spartiate n'était pas un homme ordinaire; « il avait sucé, pour ainsi dire, dans le ventre « de sa mère, son caractère et ses vertus. »

L'histoire rapporte que Denys, tyran de Syracuse, fit pendre le portrait de Jason devant le lit de sa femme, pour que la beauté du chef des Argonautes se reproduisît sur les traits de l'être dont on attendait la naissance.

On connaît ce fait cité par Montaigne d'une fille qui « feut présentée à Charles, roy de
« Bohëme et empereur, toute velue et hérissée,
« que sa mère disait avoir esté ainsi conceue à
« cause d'une image de sainct Iean Baptiste
« pendu en son lict; tant y a, ajoute le philo-
« sophe, que nous voyons par expérience les
« femmes envoyer aux corps des enfants
« qu'elles portent au ventre des marques de
« leurs fantaisies. »

Nicolas Malebranche, qu'on a surnommé le *Platon chrétien*, raconte qu'une femme ayant été vivement impressionnée par un tableau de saint Pie dont on célébrait la canonisation, accoucha d'un enfant qui ressemblait d'une manière frappante à ce personnage.

Il avait le front très peu développé, parce

que cette partie était effacée chez le saint, qu'on avait représenté la tête élevée vers la voûte de l'église.

Il portait des stigmates qui rappelaient à s'y méprendre l'image d'une mitre. On distinguait même des marques rondes aux endroits où celle-ci était couverte de pierreries.

« C'est, ajoute le célèbre oratorien, une chose « que tout Paris a vue aussi bien que moi. »

*
* *

Les observations de ce genre ont toujours été accueillies avec incrédulité.

Nous n'y attachons qu'une importance médiocre ; cependant il est curieux de les rapprocher d'un fait moderne dont l'authenticité ne peut être contestée.

M. le docteur Liébault, dans l'ouvrage qu'il a publié il y a trois ans : *Du Sommeil et de ses états analogues*, affirme connaître un vigneron dont la tête ressemble à s'y méprendre à celle du patron de son village, tel qu'il est représenté dans l'église.

Tout le temps de sa grossesse, sa mère avait eu l'idée que son enfant aurait une tête pareille à celle que l'image du saint présentait à ses yeux.

**
* **

Nous doutons que la contemplation habituelle de la beauté plastique soit un moyen bien efficace de contribuer au perfectionnement de la forme humaine.

Nous pensons, toutefois, que l'influence de l'état moral et physique de la femme sur le fœtus est incontestable, et que l'étude des phénomènes qui en dépendent pourrait conduire à des applications pratiques.

L'expérience prouve chaque jour que le fœtus participe aux affections morales de sa mère, et que l'ébranlement du système nerveux de cette dernière retentit dans celui de l'enfant, qu'il vicie souvent d'une manière durable.

On sait que Jacques Ier d'Angleterre ne pouvait sans tressaillir voir une épée nue, et qu'il était d'une nature très craintive, bien qu'il appartînt à une famille où la bravoure était héréditaire.

Peu de temps avant sa naissance, Marie Stuart, sa mère, avait vu David Rizzio succomber à ses côtés sous les coups des complices de Bothwel.

Millot raconte avoir souvent remarqué que les enfants issus de femmes dont la grossesse s'était passée dans des chagrins et des contrariétés, étaient sujets, dès les premiers jours de leur naissance, à des tressaillements et trémoussements nerveux qui se produisaient même pendant le sommeil.

On dit que sous le régime de la Terreur beaucoup de femmes mirent au monde des enfants sourds-muets, aveugles ou idiots.

*
* *

Il faut généralement révoquer en doute l'influence qu'aurait exercée sur le fœtus une circonstance ou un objet peu propre par lui-même à commotionner profondément le moral de la femme.

Ainsi, on doit presque toujours rejeter comme controuvées les histoires où il s'agit d'*envies*, nom que l'on donne communément à des stigmates auxquels le vulgaire croit trouver quelque ressemblance avec une fraise, une groseille, etc.

« Ces taches, dit Bonnet, sont comme les « nues; on y trouve tout ce qu'on y cherche. »

La ressemblance qu'elles présentent est toujours grossière, trouvée après coup, et dépend moins de l'imagination de la mère que de celle des personnes qui l'entourent.

Mais, selon nous, on ne peut nier que dans certaines circonstances exceptionnelles où l'embryon est doué d'une susceptibilité toute spéciale, celui-ci ne puisse contracter une anomalie ou une lésion par l'effet d'un ébranlement violent ou d'une tension longtemps soutenue du moral de la mère.

**
* **

Cette opinion remonte à la plus haute antiquité, et si elle repose sur une erreur, il n'y a peut-être pas d'exemple de préjugé qui se soit perpétué dans toute sa force pendant une aussi longue suite de générations.

Tout le monde a lu dans la Genèse l'histoire des troupeaux de Jacob.

Il avait été convenu entre Laban et Jacob que le premier aurait toutes les brebis ou les chèvres qui naîtraient d'une seule couleur, et le dernier toutes celles qui seraient tachetées.

Jacob plaça dans les canaux où les troupeaux venaient s'abreuver des branches de peuplier, d'amandier et de plane dépouillées par endroits de leur écorce, de manière qu'elles étaient bigarrées.

Il arriva que les brebis ayant conçu à la vue de ces branches eurent des agneaux tachetés et de diverses couleurs.

Hippocrate et avec lui toute l'antiquité admettaient l'influence de l'imagination de la mère sur le produit de la conception.

Le médecin de Cos sauva une princesse accusée d'adultère parce qu'elle avait donné le jour à un enfant noir. Le portrait d'un Maure, qui se trouvait au pied du lit de la mère, légitima à ses yeux la couleur du nouveau-né.

L'opinion du père de la médecine régna en souveraine jusqu'en 1727, époque à laquelle un Anglais, Jacques Blondel, la taxa de préjugé, et donna contre elle le signal d'attaques qui furent vivement continuées par Haller, Buffon, etc.

*
* *

L'influence occulte dont il s'agit n'en avait pas moins conservé son crédit dans les masses; mais elle était niée de la généralité des médecins, lorsqu'il y a quelques années, des observateurs honorablement connus dans la science, MM. les docteurs Bayard, Guislain, Bonassies, répondirent par des faits aux dénégations de ces esprits sceptiques.

Ces auteurs ont cité un grand nombre de faits à l'appui de la thèse qu'ils soutiennent. En voici quelques-uns :

Une dame mit au monde une fille dont la tête était inclinée à droite, direction vicieuse qui a persisté, parce qu'étant enceinte de deux mois, elle avait vu passer sur une charrette trois condamnés à mort, dont l'un, à demi évanoui, avait la tête penchée sur l'épaule droite.

Une autre dame, sœur d'un médecin qui a consigné tous les détails de l'observation, fut très effrayée à la vue d'une flamme éloignée qu'elle apercevait dans la direction de son village natal.

L'événement apprit qu'elle avait raison. Comme la distance était assez considérable, il se passa quelque temps avant qu'elle sût rien de positif.

Cette longue incertitude agit probablement avec force sur l'imagination de cette femme, qui se plaignit pendant tout le temps de sa grossesse d'avoir sans cesse la flamme devant les yeux. Trois mois après l'incendie, elle accoucha d'une fille qui avait sur le front une tache rouge terminée en pointe comme une flamme ondoyante.

Un autre fait curieux est celui que rapporte M. de Frairière. Il a vu en Suisse un jeune enfant qui n'avait pas de mains, par l'effet de l'impression que sa mère avait ressentie pendant sa grossesse à la vue d'un vieux soldat qui avait eu les deux mains gelées en Russie. L'impression avait été si forte que la mère s'était évanouie.

**
* **

On trouve, en compulsant les anciens auteurs et surtout ceux du XVIIIe siècle, un grand nombre de faits qui corroborent l'opinion des praticiens que nous venons de citer.

Un des plus connus est celui qui a été rapporté par un des observateurs les plus profonds qui aient illustré l'art médical, le célèbre Van Swieten.

Il reçut un jour la visite d'une jeune demoiselle, d'une rare beauté, dont le cou portait l'empreinte d'une chenille si naturellement dessinée, qu'il avança la main pour la faire tomber.

Il apprit d'elle que ce signe était dû à une chenille qui était tombée sur le cou de sa mère pendant sa grossesse et qu'on avait eu bien de la peine à arracher.

« J'examinai ce stigmate, dit Van Swieten, et
« je reconnus, à ne pouvoir m'y méprendre, les
« poils droits et les couleurs de l'insecte, et je
« puis dire que la ressemblance d'un œuf à un
« œuf n'était pas plus parfaite.

« Il y a des gens, ajoute-t-il, qui riront de ma
« crédulité; mais je voudrais bien que ces mes-
« sieurs me disent s'ils se croient en état de
« rendre raison de tant d'autres phénomènes
« que nous savons avoir lieu dans l'œuvre de
« la génération.

*
* *

J'ai eu moi-même l'occasion de recueillir un assez grand nombre d'observations qui démontrent que l'idée maternelle peut se matérialiser chez l'embryon. En voici cinq qui sont inédites, et dont je garantis l'authenticité.

Mme..... voyait approcher avec effroi le moment de sa délivrance, car elle était persuadée qu'elle accoucherait d'un chien.

Depuis plusieurs mois, en effet, toutes ses

idées s'étaient concentrées sur un petit chien noir que possédait une personne de sa connaissance, et dont celle-ci avait refusé de lui faire cadeau.

Elle avait fait part de ses appréhensions non seulement à ses amies, mais à M. le docteur L... père, de Dijon, qui devait l'assister.

Le moment de l'accouchement arriva.

Dans les intervalles de repos que lui laissaient les douleurs, elle s'écriait, malgré les railleries du médecin : « Que de souffrances pour accoucher d'un chien! »

Tout se passa régulièrement. Mme..... mit au monde un enfant bien conformé, mais qui présentait les particularités suivantes :

Il portait depuis la nuque jusqu'au bas des reins une espèce de crinière formée de poils noirs, raides, serrés, longs de plusieurs centimètres.

Les parties latérales et antérieure de la poitrine étaient couvertes de deux plaques formées de poils de même espèce. Enfin, il existait deux plaques semblables au niveau des hanches.

M. le docteur L... père a conservé un dessin de cette singulière anomalie.

*
* *

Une jeune actrice de l'Odéon, enceinte de quelques semaines, fut tout à coup obsédée par l'idée de manger des radis.

Comme elle ressentait une vive démangeaison à l'aile droite du nez chaque fois que l'envie devenait plus impérieuse, elle fut, à dater de ce moment, persuadée que l'enfant qu'elle mettrait au monde porterait sur cette partie de la face l'empreinte du fatal légume.

Arrivée à Dijon pour faire ses couches, elle fit part de ses appréhensions à sa famille et à toutes les personnes de sa connaissance.

L'événement prouva qu'elles étaient fondées.

Voici ce que je constatai sur l'enfant au moment de sa naissance :

Il portait à l'aile droite du nez une tache arrondie, de la dimension d'un centime, et dont la teinte rosée, assez vive au pourtour, allait en pâlissant de la circonférence au centre.

Ce dernier point présentait un relief très marqué et se terminait par une espèce de pointe à l'état rudimentaire.

Il était impossible, en voyant ce stigmate, de méconnaître l'image d'un radis.

L'enfant mourut quelques jours après sa naissance.

*
* *

J'ai accouché une domestique qui, ayant été obligée, pendant sa grossesse, de dépouiller un lapin, ce qu'elle faisait pour la première fois, s'était sentie vivement impressionnée à la vue de la tête écorchée de l'animal.

L'occasion s'étant présentée, quelques semaines après, de procéder à une opération du même genre, cette fille éprouva pour cette besogne une répugnance tellement insurmontable, qu'elle aima mieux quitter la maison où elle servait, ce qu'elle fit le jour même.

A dater de cette époque, son idée fixe était que l'enfant qu'elle mettrait au monde aurait une tête semblable à celle dont l'image était sans cesse devant ses yeux.

Elle accoucha d'un mort-né dont la tête, par la conformation du crâne et de la face, la couleur sanguinolente de l'épiderme et la saillie des yeux, rappelait d'une manière effrayante, je puis le dire, celle d'une tête de lapin.

Mme ..... voyait tous les jours passer dans la rue un monsieur estropié, et chez lequel les doigts étaient tellement rétractés dans la paume de la main, qu'à une certaine distance ces extrémités semblaient manquer complétement, et que le pouce seul était visible.

Cette infirmité avait vivement impressionné le moral de Mme ....., qui, se trouvant enceinte, s'inquiétait à l'idée de mettre au monde un enfant difforme.

C'est ce qui eut lieu. L'enfant, qui est maintenant âgé d'une dizaine d'années, n'a point de doigts à la main droite; le pouce seul existe.

Mme ...., étant enceinte, fut un jour brusquement accostée par un mendiant qui lui tendit une main dont la paume était percée de part en part.

A dater de ce moment, Mme ..... ne cessa d'avoir devant les yeux la main du mendiant et de témoigner aux personnes de sa connaissance les craintes qu'elle concevait de voir son enfant atteint de la même difformité.

L'événement justifia ses appréhensions.

Le petit être vint au monde avec une perforation complète de la paume de la main.

*
* *

Cette dernière observation surtout me semble concluante.

Comment un esprit sérieux, et qui ne serait pas dominé par une idée préconçue, pourrait-il attribuer à une simple coïncidence la succession des trois faits suivants ?

Apparition d'un homme portant un trou à la paume de la main ;

Appréhension et pour ainsi dire prescience de la mère, qui a la conviction que l'enfant qu'elle mettra au monde présentera la même difformité ;

Enfin, naissance d'un enfant portant la difformité prévue, lésion tellement rare à l'état congénital, qu'il en existe à peine un autre exemple dans la science.

*
* *

Il semble résulter d'une observation très curieuse que nous empruntons à un physiologiste allemand, Vering, que l'impression maternelle peut étendre son effet sur plusieurs grossesses successives, mais en s'affaiblissant peu à peu.

Une jeune femme eut peur, dans le premier mois de sa grossesse, d'un enfant qui avait un bec-de-lièvre, et depuis lors elle ne put se délivrer de la crainte de transmettre cette infirmité à son fruit.

En effet, l'enfant dont elle accoucha avait un bec-de-lièvre complet; un second enfant n'eut qu'une scission de la lèvre supérieure; et un troisième, une simple ligne rouge à cette même lèvre.

Un autre fait, rapporté par le docteur Sims, pourrait même faire supposer que l'impression peut influer non sur la grossesse présente, mais sur celle qui vient après.

Une femme qui avait été très effrayée par un mendiant qui lui avait présenté inopinément un moignon de bras à la portière de sa voiture, accoucha d'un enfant bien conformé, mais mit plus tard au monde un enfant atteint de la difformité qu'elle avait redoutée pour le premier.

* *

Quelques observations tendraient à démontrer que l'influence dont nous nous occupons s'exercerait aussi dans quelques cas chez les animaux.

Si l'on en croit le docteur Robert, qui dit en avoir fait lui-même l'expérience, on se procure à volonté des lapins noirs en suspendant des étoffes de cette couleur à l'époque de l'accouplement.

Stark raconte qu'une paire de pigeons grosse-gorge, jaunes et d'un gris argenté, après avoir perdu un petit qui venait d'éclore, nourrirent un jeune claquart noir qu'on plaça dans leur nid.

Comme ils continuèrent à lui donner des soins pendant la couvée suivante, les petits qui sortirent des œufs ne leur ressemblèrent plus comme par le passé, mais offrirent l'image parfaite, quant à la couleur et aux taches, de l'étranger qu'ils avaient élevé.

On croit même avoir observé une influence spécifique des oiseaux qui couvent sur les petits qui se développent dans les œufs, quoique toute communication matérielle soit impossible.

Selon Bechstein, une variété de pigeons à ailes et queue noires, dont les petits ne diffèrent jamais de leurs parents par la couleur, acquiert quelques plumes rouges à la queue et aux ailes quand on les fait couver par une autre variété tachetée de rouge.

Les faits que nous avons rapportés plus haut sont inexplicables dans l'état actuel de la physiologie ; mais doit-on nier un phénomène vital par la seule et unique raison qu'il est impossible d'en déterminer les conditions matérielles ?

D'ailleurs, comme le fait observer Burdach, n'a-t-on pas remarqué que les idées produisent dans le corps un changement qui leur correspond ?

Lorsque la vue d'un organe blessé ou déformé chez un autre homme fait une vive impression sur nous, nous éprouvons une sensation particulière et pénible dans l'organe correspondant de notre propre corps; on peut donc fort bien admettre qu'en pareil cas l'organe analogue de l'embryon subit une déformation par sympathie.

Les organes homonymes de la mère et du fruit paraissent être tellement en harmonie les uns avec les autres que, quand ceux de la mère subissent une lésion, ceux du fruit peuvent subir un changement correspondant dans leur conformation.

L'embryon d'une vache qui avait reçu un coup de massue sur le front portait une contusion au même endroit.

La mêmé observation a été faite également sur le faon d'une biche qui avait reçu un coup de feu à la partie latérale de la tête. (Bechstein.)

*
* *

On nous objectera que bien des mères ont eu l'imagination frappée pendant la grossesse et sont néanmoins accouchées d'enfants bien conformés. Ce fait est incontestable; mais que faut-il en conclure?

C'est que l'idée maternelle ne se matérialise chez l'embryon qu'autant que celui-ci est doué d'une susceptibilité toute spéciale.

Que dirait-on d'un homme qui nierait la contagion de la syphilis par la raison qu'il s'y serait exposé plusieurs fois impunément?

Nous pensons que le nouvel être résiste ordinairement à l'influence dont nous parlons et n'y cède que dans des cas tout à fait exceptionnels.

Il faut un ébranlement violent, une tension longtemps soutenue du moral de la mère et une prédisposition extraordinaire de l'embryon.

Il faut, en outre, s'il s'agit d'altérations profondes de l'organisme, que l'évolution du nouvel être soit peu avancée au moment où la mère recevra l'impression dont l'enfant portera un jour l'empreinte indélébile.

Ajoutons que les faits du genre de ceux que nous avons cités plus haut n'ont à nos yeux d'authenticité et de valeur scientifique qu'autant que la femme a fait connaître d'avance l'impression qu'elle avait reçue et les craintes qu'elle concevait de mettre au monde un enfant difforme, et que la difformité s'est trouvée correspondre exactement à celle dont l'idée obsédait la mère.

*
* *

Les observations que nous avons relatées paraissent beaucoup moins étranges quand on réfléchit aux rapports intimes qui lient la mère et l'enfant, et aux modifications profondes qui peuvent se produire dans l'organisme sous la simple influence de l'imagination.

Le fœtus fait partie intégrante de sa mère. Il

n'est, pour ainsi dire, qu'un organe surajouté, qui vit aux dépens de son humeur et de son sang.

L'imagination d'une femme enceinte se concentre tout entière sur son fruit. La mère ne porte pas seulement l'embryon. Son âme est « grosse aussi de la pensée de ce même embryon. »

Comment l'état mental de la mère ne réagirait-il pas sur l'être qu'elle porte dans son sein, puisque son action s'étend jusqu'à l'enfant qui jouit d'une vie indépendante et qui ne correspond plus physiquement avec l'organisme maternel que par l'intermédiaire du lait destiné à subvenir à ses premiers besoins ?

On voit souvent des accidents graves survenir chez des nourrissons qui ont pris le sein peu d'instants après que la mère a éprouvé une violente commotion morale.

En voici quelques exemples :

Une dame ayant donné le sein après un violent accès de colère, l'enfant qu'elle nourrissait fut pris presque immédiatement de convulsions et succomba en quelques heures.

Une autre femme fut frappée de terreur à la vue d'un incendie et tomba en syncope. A peine remise, elle donna le sein à un enfant de 4 à 5 mois. Le petit être en éprouva bientôt de l'agitation, puis des contorsions musculaires, et mourut le lendemain dans de violentes convulsions.

Une accouchée donnait à téter à son enfant, lorsqu'un officier de police se présenta chez elle pour lui annoncer une nouvelle effrayante. Elle retira mort de son sein, en présence du nouveau-venu, l'enfant qui, quelques minutes auparavant, jouissait de la meilleure santé.

*
* *

Voici deux faits d'un autre genre qui démontrent le rapport intime qui relie physiologiquement la génération et les fonctions qui s'y rapportent, aux mouvements de l'âme, à la simple imagination.

On trouve dans Treviranus l'histoire d'une femme dont les seins se remplissaient de lait chaque fois qu'elle entendait les vagissements d'un nouveau-né.

M. Meyer cite un cas non moins curieux observé par Pichon.

Une femme de 48 ans qui, depuis quatre ans, n'était plus réglée, et dont la sensibilité était fort exaltée, fut prise, en assistant à l'accouchement long et pénible d'une de ses sœurs, de douleurs abdominales semblables à celles de la parturition.

Quelques heures après survint une hémorrhagie par les parties génitales qui dura plusieurs jours.

Trois jours après la cessation de cet écoulement, les seins non seulement se tuméfièrent, mais fournirent une sécrétion de lait assez abondante.

*
* *

Terminons ce chapitre par quelques considérations pratiques.

Il est certain que les lésions ou les difformités qui se produisent chez le fœtus sous l'influence de l'imagination maternelle, sont des cas exceptionnels et rares qui supposent un ordre particulier d'idées ou de sensations élevées à un haut degré d'activité.

L'impression ne peut arriver à l'enfant qu'à travers l'âme de sa mère.

Si l'imagination, naturellement plus active pendant la grossesse, n'était pas encore pervertie par un régime énervant, elle réagirait presque toujours avec succès contre l'influence qui la frappe.

On citerait à peine quelques cas d'anomalies chez les femmes de la campagne et de la classe ouvrière. Elles s'observent presque exclusivement chez les femmes du monde, dont le système nerveux est entretenu dans cet état d'éréthysme que provoquent les lectures sentimentales, l'extase de la pensée, les plaisirs bruyants et les émotions factices.

Elles sont peu à redouter chez les femmes douées d'un esprit solide, qui comprennent l'importance de leurs devoirs de mère et d'épouse, et dont la vie s'écoule paisiblement à travers la sainteté et les joies pures de la vie de famille.

Il est néanmoins prudent d'écarter de la vue de toutes les femmes enceintes les objets bizarres, les infirmités insolites et les spectacles dégoûtants qui pourraient les impressionner trop vivement.

CHAPITRE IV

DES PRÉCAUTIONS A PRENDRE PENDANT LA GROSSESSE, DANS L'INTÉRÊT DE L'ENFANT.

Ce n'est point assez que l'hygiène ait préparé, dans une union soigneusement assortie, les conditions d'une descendance saine et robuste ; sa tâche resterait incomplète si elle n'entourait de sa sollicitude ce germe précieux pendant toute la durée de l'incubation maternelle.

FONSSAGRIVES.

La femme dont le sein vient d'être fécondé ne s'appartient plus. Elle se doit tout entière à l'être pour lequel, suivant l'expression de saint Paul, Dieu vient de créer une âme.

C'est pour elle un devoir impérieux de prendre toutes les précautions qui sont de nature à assurer la solidité de cette « greffe vivante, » et à favoriser son plein et entier développement.

Suivant un grand nombre de moralistes et de médecins, le vœu de la nature étant satisfait par la grossesse, le rapprochement des sexes après la conception deviendrait non seulement une fonction inutile, mais un acte coupable.

La femme ne devrait plus recevoir de passager quand le navire a sa cargaison, pour nous servir des expressions de Julie, la fille impudique d'Auguste.

« C'est une religieuse liaison et dévote que
« le mariage, dit Montaigne, et sa principale
« fin, c'est la génération. Il y en a qui mettent
« en doute si, lorsque nous sommes sans espé-
« rance de ce fruit, comme quand elles sont
« enceintes, il est permis d'en rechercher l'em-
« brassement ; c'est un homicide à la mode de
« Platon. »

L'histoire raconte que Cornélie, la mère des Gracques, et Zénobie, reine de Palmyre, n'approchaient jamais de leurs époux que pour avoir des enfants, et qu'aussitôt enceintes, elles s'en éloignaient.

Suivant saint Clément, c'était une règle, parmi quelques peuples païens, de ne jamais toucher une femme qui avait conçu.

Pallas raconte que les Calmouks condamnent celui dont l'incontinence a été la cause d'un avortement, à autant de fois neuf pièces de bétail que le fœtus expulsé prématurément a de mois.

*
* *

On a reproché à l'homme d'être, au point de vue qui nous occupe, beaucoup moins raisonnable que les bêtes.

Chez la plupart des animaux, les deux sexes montrent une aversion insurmontable l'un pour l'autre après un accouplement fructueux.

La remarque en a été faite par Harvey sur la biche, par Cuvier sur les singes, par Thaer sur les juments.

La chatte sauvage frappe son mâle à la face et le met en fuite. L'éléphant femelle fécondé repousse à coups de trompe les tentatives du mâle pour s'accoupler.

La même antipathie s'observe chez des animaux d'ordre inférieur. Ainsi, les femelles des araignées et des cantharides dévorent fréquemment les mâles aussitôt après l'accouplement.

lorsqu'ils ne se retirent pas en toute diligence.

※
* *

Faut-il prohiber absolument les plaisirs de l'amour pendant la grossesse, et dire aux mères, avec l'auteur de *la Luciniade* :

> Epouses, je vous donne un conseil salutaire :
> Quand vous aurez conçu, n'allez plus à Cythère !

Dionis, médecin de Marie-Thérèse, femme de Louis XIV, n'était pas de cet avis. Il avait eu vingt enfants et se vantait de n'avoir jamais cessé de fréquenter sa femme pendant sa grossesse.

Nous ne pensons pas que les jouissances vénériennes puissent avoir de grands inconvénients pendant la gestation, si on n'en use que d'une manière discrète et avec des ménagements tout particuliers.

Il serait néanmoins prudent de les interdire aux femmes délicates, nerveuses et sujettes aux hémorrhagies utérines pendant la grossesse.

Zimmermann les accuse de provoquer de nombreux avortements.

Levret pense que la plupart des fausses couches qui surviennent spontanément, sans cause connue, n'ont pas d'autre origine.

*
* *

Les femmes enceintes doivent respirer un air pur et salubre.

Les gaz délétères et les émanations putrides sont nuisibles non seulement à la mère, mais au fœtus.

Les fièvres intermittentes paludéennes, qui sont dues à un empoisonnement du sang par des effluves marécageux, se transmettent souvent, avec tous les caractères qui leur sont propres, de la mère à son fruit.

Ainsi, une femme grosse fut atteinte d'une fièvre tierce opiniâtre, avec frisson extrêmement vif et teint ictérique. Elle guérit au commencement du huitième mois de sa grossesse, et mit au monde un enfant à terme qui était affecté de la même maladie, offrant des symptômes identiques.

* * *

Les femmes enceintes sont généralement peu accessibles aux influences morbifiques, parce que chez elles toute l'activité vitale semble se porter vers l'utérus ; mais elles n'en doivent pas moins redouter la contagion pour l'enfant qu'elles portent dans leur sein.

On voit souvent la mère servir de conducteur à un principe contagieux pour lequel elle n'a aucune réceptivité, et le transmettre au fœtus sans en être atteinte elle-même.

Ebel a observé pendant une épidémie de variole une femme qui, quinze jours avant d'accoucher, avait senti son enfant remuer avec violence.

Celui-ci vint au monde avec des pustules en pleine suppuration.

On cite beaucoup de femmes qui, ayant eu autrefois la petite vérole, étaient respectées par la maladie régnante, mais dont les enfants venaient au monde avec des boutons ou des cicatrices de variole.

Des cas analogues ont été cités pour la rougeole et la scarlatine.

Ne serait-ce pas à une infection antérieure, et qui n'a pas laissé de traces, qu'il faudrait attribuer cette circonstance que beaucoup d'enfants, sans qu'on sache pourquoi, sont réfractaires à l'action du vaccin?

Wolstein assure que les veaux nés de vaches qui ont eu le typhus pendant la gestation, sont moins sujets à cette maladie que ceux dont les mères ont été épargnées par cette affection.

*
* *

Rien n'est mieux avéré que la tendance du génie endémique à frapper l'enfant au moment de la conception ou pendant la grossesse, d'un mal qu'il n'a pas eu la force de produire chez les générateurs.

L'expérience a montré aux médecins de Savoie que les hommes les plus sains qui viennent habiter et se marient dans les lieux où les goîtres sont fréquents, peuvent donner le jour à des enfants crétins.

Procréent-ils dans d'autres lieux, les enfants naissent exempts de crétinisme. (Piorry.)

Un auteur parle d'un individu dont les enfants naissaient entendants et parlants à Paris, et sourds-muets à Bordeaux.

Les époux M... avaient cinq enfants sourds-muets nés à Rebrechien, près de la forêt d'Orléans. Cet endroit était élevé et sain en apparence; cependant, un ménage qui avait occupé précédemment la maison habitée par M..., y avait procréé trois enfants sur lesquels deux étaient sourds-muets. (Puybonnieux.)

Le nombre des crétins a diminué dans le Valais depuis que les femmes passent le temps de leur grossesse loin des lieux bas et humides.

On a remarqué que les femmes qui languissent dans l'inaction pendant leur grossesse, donnent le jour à des enfants lourds, dépourvus de vivacité et d'intelligence.

L'exercice, en imprimant aux humeurs de la mère une légère agitation, les épure et communique d'heureuses qualités au fœtus.

Il favorise le développement du produit et prépare une heureuse délivrance en rendant la digestion plus active, l'assimilation plus régulière et les mouvements de la vie plus énergiques.

Aristote avait déjà observé que les femmes qui ne cessent de travailler pendant leur grossesse accouchent plus facilement que celles dont la vie est inactive et sédentaire.

On a fait la même remarque chez les animaux domestiques.

Les vaches qui ne sortent pas de l'étable périssent fréquemment en vêlant, et c'est parce qu'ils sont bien instruits de cette particularité que les éleveurs des grandes villes ont coutume de vendre leurs vaches tous les étés, pour les remplacer par d'autres qui viennent du pâturage et sont sur le point de mettre bas.

« Le travail soutenu, dit Grognier, est pour les animaux une condition de santé. »

On a pensé que pour conserver aux étalons et aux poulinières toute leur vertu prolifique, il fallait se garder de les faire travailler. De tous les préjugés dans l'élève des chevaux, ce n'est pas celui qui s'est le moins opposé à la multiplication et à l'amélioration de ces nobles animaux.

*
* *

La femme enceinte doit toujours éviter, surtout pendant la dernière période de la gestation, les mouvements violents, les courses pénibles, les sauts, la danse, surtout la danse circulaire, l'action de lever des fardeaux, les voyages dans une voiture mal suspendue, etc.

Les physiologistes qui s'occupent de la tératologie produisent à volonté des vices de conformation ou des monstruosités chez les oiseaux, en secouant de temps en temps les œufs soumis à l'incubation.

On peut admirer, mais il ne faudrait jamais imiter Jeanne d'Albret, qui, dans son neuvième mois, sur la demande de son père qui voulait « qu'elle lui apportât sa grossesse en son ventre, » traversa toute la France et, après quinze jours de voyage, arriva à Pau, en Béarn, où elle accoucha « du meilleur des rois. »

* * *

Si la femme enceinte doit craindre d'imprimer de trop fortes secousses au fœtus, elle doit aussi éviter tout ce qui pourrait le gêner dans son développement.

A Sparte, une loi de Lycurgue enjoignait aux femmes grosses de mettre des vêtements assez larges pour ne porter aucune atteinte à l'objet précieux dont la nature les avait rendues momentanément dépositaires.

A Rome, une loi ordonnait aux femmes qui avaient acquis la certitude d'avoir conçu, de quitter le *fascia mamillaris*, espèce de bandelette de laine dont elles avaient l'habitude de se serrer la taille au-dessous des seins.

Je voudrais, dit le poète-médecin que nous avons déjà cité plus haut,

> Je voudrais qu'une femme enceinte eût de tout temps
> Des vêtements aisés autour du corps flottants,
> Tels que chez les Hébreux en portaient les Lévites.

*
* *

Toute femme enceinte devrait avoir la sagesse de s'abstenir de corset, bien que depuis quelques années l'hygiène, avec l'aide de la mode, ait obtenu des améliorations importantes dans la construction de cet appareil.

Non seulement le corset peut nuire au libre développement de l'enfant et lui faire prendre une position vicieuse; mais les pressions partielles qu'il exerce sur le ventre peuvent produire des monstruosités, le milieu où se développe l'embryon ayant une influence considérable sur les transformations qu'il subit.

M. Dareste, en répétant les expériences de Geoffroy Saint-Hilaire, a prouvé qu'il suffisait de troubler méthodiquement l'organe où mûrit l'embryon, pour obtenir à volonté tel ou tel ordre de monstruosités, et produire de ces êtres étranges que les anciens considéraient comme des jeux de la nature.

Toutefois, si une constriction irrationnelle peut avoir de grands inconvénients, il n'en est pas de même d'une contention douce et uniforme qui soutienne les parties sans les comprimer.

Ainsi, l'application d'une ceinture souple et élastique convient à merveille pendant les derniers mois de la grossesse, surtout dans certains états maladifs antérieurs de l'utérus ou de ses annexes.

*
* *

Quant à l'alimentation de la femme pendant la grossesse, elle a beaucoup moins d'influence sur la santé de l'enfant qu'on pourrait le supposer.

C'est une erreur de croire que la femme ait besoin de manger davantage pour subvenir aux frais d'une double nutrition.

La nature, qui, comme nous l'avons déjà dit dans un autre chapitre, tient plutôt à la propagation de l'espèce qu'à la conservation de l'individu, a donné au fœtus les moyens de vivre largement aux dépens de sa mère, même dans ces cas où la nutrition ne s'opérerait chez cette dernière que d'une manière tout à fait insuffisante.

« J'ai souvent vu, dit M. Guyet, des femmes
« affectées de vomissements incessants, obli-
« gées par conséquent de se contenter de fort
« peu d'aliments, donner le jour à des enfants
« bien nourris. »

Roussel dit avoir vu des femmes ne prendre, pendant tout le temps de la grossesse, que du café à l'eau dans lequel elles trempaient quelquefois un morceau de pain, et cela sans aucun inconvénient pour l'enfant.

Nous ne présentons pas ces observations comme des exemples à suivre ; mais elles prouvent que la mère et son enfant peuvent vivre avec une très faible quantité d'aliments.

Le régime alimentaire chez les femmes enceintes ne peut être soumis aux règles ordinaires de la diététique.

L'estomac est un organe « ondoyant et divers, » pour nous servir des expressions de Montaigne; mais c'est pendant la grossesse que ses caprices se montrent dans toute leur bizarrerie.

On voit tous les jours des femmes enceintes rejeter les mets les plus légers, même les boissons, et digérer avec une facilité étonnante les aliments les plus lourds, tels que le jambon et le pâté de foie gras.

Il faut respecter ces anomalies, dont l'expérience démontre presque toujours l'innocuité.

D'autres femmes chez lesquelles l'appétit est non seulement capricieux, mais dépravé, se nourrissent d'aliments inusités et même de substances dégoûtantes.

On trouve dans les auteurs des cas de ce genre bien singuliers.

Baudelocque racontait dans ses leçons avoir connu des femmes dont les unes aimaient passionnément le marc de café, d'autres le charbon, quelques-unes la cire à cacheter ou le poisson cru volé, d'autres enfin du foin arraché à une voiture au moment où elle passait dans la rue.

Une fille a avoué à Sauvages qu'elle mangeait avec un plaisir infini la croûte qui s'attache aux latrines.

Zacutus Lusitanus a connu une femme enceinte qui, ayant par mégarde goûté ses excréments, en fit par la suite sa nourriture favorite. au point qu'elle ne pouvait s'en passer sans être malade.

On lit dans les *Transactions philosophiques* l'histoire d'une femme qui, dégoûtée de tous les aliments, s'introduisait le canon d'un soufflet dans la bouche, faisait manœuvrer elle-même l'instrument, et avalait à longs traits et avec délices l'air qui en sortait.

Il faut, en général, composer avec les caprices de l'estomac quand ils n'ont rien de trop déraisonnable et que leur satisfaction ne peut causer aucun préjudice à la santé.

Mais quand ils sont exagérés, absurdes, tyranniques, on peut y résister sans danger pour l'enfant.

Nier l'influence de l'imagination sur les qualités du produit serait se mettre en contradiction systématique avec des faits bien observés, comme ceux que nous avons rapportés dans le chapitre précédent.

La mère agit sur son fruit « par son être tout entier, et non pas seulement par le sang qu'elle lui fournit. »

Mais se rendre à la première sommation d'un simple caprice, quelque impérieux qu'il puisse être, serait accorder à cette influence une importance vraiment exagérée.

Il n'est pas de femmes, comme le fait remarquer M. Fonssagrives, dont la grossesse ne soit signalée par des envies auxquelles il est le plus souvent impossible de donner satisfaction; et cependant que de signes annoncés comme une menace et dont l'absence vient donner un démenti aux prévisions de la mère !

Un point de l'hygiène alimentaire de la femme enceinte sur lequel on ne saurait trop insister, c'est le danger qu'entraînerait pour l'enfant à naître l'abus des boissons alcooliques.

Nous avons vu quelle funeste influence exerce sur l'être futur l'état d'ivresse du père au moment de la conception, c'est-à-dire dans cet instant si rapide où le générateur donne simplement à l'ovule l'impulsion vitale.

Quelles doivent donc être les conséquences de l'abus des liqueurs fortes de la part de la mère, avec laquelle l'enfant est en connexion intime pendant neuf mois !

La femme enceinte devra donc s'abstenir de liqueurs spiritueuses et de boissons stimulantes, telles que le café et le thé, ou du moins n'en user qu'avec beaucoup de modération.

Sans parler des inconvénients qui peuvent en résulter pour sa propre santé, il est à craindre que l'abus dont il s'agit n'impressionne d'une manière fâcheuse le système sensitif de l'enfant qu'elle porte dans son sein, et ne le prédispose aux affections cérébrales ou à ces troubles intellectuels divers dont nous avons parlé en nous occupant des dangers de l'ivresse au moment de la conception.

*
* *

Les conseils que nous venons de formuler relativement à la manière dont les femmes enceintes doivent régler leurs plaisirs sexuels, leurs travaux et leur alimentation, constituent pour ainsi dire le régime physique de la grossesse. Ceux qui concernent l'hygiène morale de la gestation ne sont pas moins importants.

L'état de grossesse met en effet la femme dans des conditions mentales toutes particulières.

La femme enceinte est généralement plus impressionnable; elle a l'intelligence plus faible, le jugement moins sûr, l'imagination plus active, plus mobile, plus prompte à s'alarmer.

Aussi, la femme qui promettait de devenir mère était-elle chez les peuples anciens l'objet d'une protection spéciale et même d'une espèce de culte consacré par des usages particuliers.

A Athènes et à Carthage, la demeure d'une femme enceinte était un asile sacré où le glaive de la justice ne pouvait atteindre le meurtrier.

A Rome, les femmes mariées, « dans le sein desquelles le législateur supposait toujours un gage de fécondité, » n'étaient pas tenues de se retirer, comme les autres citoyens, à l'approche des premiers magistrats.

Le consul Mummius faisait abaisser les faisceaux de ses licteurs devant une matrone qui portait les signes de la grossesse.

La femme enceinte devra se soustraire à tous les modificateurs moraux et passionnels qui pourraient tourmenter son organisme et celui de son enfant.

Elle cherchera un refuge dans l'atmosphère paisible de la vie de famille, et se livrera à des travaux manuels en rapport avec ses forces, ses habitudes et sa position sociale.

Un des plus grands bienfaits d'une vie active et occupée, pendant la grossesse, c'est de faire taire les passions qui s'exaltent et fermentent dans l'oisiveté et l'ennui.

La femme qui comprend les devoirs que la maternité lui impose, même avant la naissance de l'enfant, évitera les plaisirs bruyants et les émotions réelles ou factices.

Elle se méfiera des entraînements d'une musique passionnée, s'abstiendra de lectures romanesques, et fuira les représentations dramatiques émouvantes.

On a vu des femmes prises prématurément des douleurs de l'enfantement à la suite de spectacles qui les avaient fortement impressionnées, ce qui a fait dire à un écrivain que rien ne manquait à la gloire de la littérature actuelle, pas même les avortements provoqués.

*
* *

L'état moral de la femme pendant la grossesse commande beaucoup d'égards et de douceur ; son mari devra donc lui éviter tout sujet d'ennui ou de contrariété, et l'entourer d'innocents plaisirs et de douces distractions.

Un physiologiste admire ces sages d'Orient

dont nous parle l'histoire, qui jouaient avec leurs femmes enceintes, exécutaient leurs volontés, se pliaient à leurs caprices, dans le but de leur procurer la sérénité de l'âme et la joie du cœur.

« Excellente et sublime leçon de sagesse,
« de devoir et d'amour conjugal, que devraient
« suivre les hommes de notre époque; je veux
« désigner ces hommes qui se montrent aussi
« indifférents à donner le jour à une chétive
« progéniture, qu'ils sont empressés à per-
« fectionner la race de leurs chiens ou de leurs
« chevaux. »

CHAPITRE V

DES DANGERS DE LA CONSANGUINITÉ MATRIMONIALE.

C'est la loi naturelle qui est ici en parfait accord avec la défense religieuse. Selon l'ordre du Créateur, le fleuve de la vie ne doit pas couler toujours sur les mêmes terres. Ce n'est qu'à cette condition que les êtres conservent leur vigueur native et leur force première.

Mgr DE TOURS.

Celui qui veut avoir une descendance irréprochable au point de vue sanitaire, se gardera bien de contracter une alliance consanguine.

Les lois romaines et le christianisme, en prohibant l'union matrimoniale entre certains degrés de parenté, ont donné la preuve d'une sage prévoyance basée sur une science profonde des lois de la vie.

Les investigations de la physiologie moderne ont, en effet, établi que quand la consanguinité se répète, quand on sème toujours le même grain sur le même champ, pour nous servir des expressions de Franck, la famille déchoit sous le rapport de la beauté, de la force et de l'intelligence.

« D'après une règle commune à presque
« toutes les nations policées, a dit un éminent
« jurisconsulte, la famille ne doit pas trouver
« dans son propre sang les éléments d'une fa-
« mille nouvelle.

« Le sang a horreur de lui-même dans le
« rapport des sexes ; c'est par le sang étranger
« qu'il veut se perpétuer. »

* *
*

C'est à un travail de dégénérescence par défaut de renouvellement du sang qu'il faut attribuer l'abâtardissement progressif et enfin l'extinction de la plupart des grandes familles nobiliaires et princières.

Les aristocraties, réduites à se recruter dans leur propre sein, s'éteignent, suivant Niebuhr, en passant presque toujours par la dégradation, la folie, la démence et l'imbécillité.

Esquirol, Spurzheim et Ellis pensent que c'est à la consanguinité qu'il faut attribuer la fréquence de l'aliénation mentale et de son hérédité dans les grandes familles de France et d'Angleterre.

C'est encore à la même cause qu'il faudrait rapporter la dégradation physique et morale qui frappe certaines populations isolées et restreintes, où, depuis longtemps, toutes les familles sont alliées entre elles, comme il arrive dans quelques parties de la Suisse où règnent le crétinisme, l'idiotie et la surdi-mutité de naissance.

Telle serait encore l'origine des *Cagots* des Pyrénées, des *Vaqueros* des Asturies, des *Coliberts* du Poitou.

Suivant les calculs d'un physiologiste, tandis que sur 100 mariages conclus dans les conditions ordinaires, 70 à peu près donnent des produits passables, on peut admettre que sur 100 unions entre parents, 30 au plus prospéreront.

Il y en aura 70 dont les enfants, s'il en naît, ce qui est beaucoup plus rare qu'entre étrangers, naîtront porteurs d'infirmités inconnues dans leurs familles et seront sourds-muets. aveugles, bègues, boiteux ou idiots.

Cette loi est confirmée par ce qui se passe chez les animaux.

Hartmann assure que les bêtes fauves renfermées dans des parcs où elles ne peuvent suivre leur instinct naturel, qui est de changer de gîte et même d'émigrer aux époques du rut, produisent une race dont la taille et la vigueur diminuent à chaque génération.

En vain objectera-t-on que les chevaux qui triomphent habituellement sur le turf proviennent presque toujours d'alliances répétées du même sang.

Comme je l'ai fait observer dans mon *Art de Vivre longtemps*, peut-on regarder comme des types de perfection des animaux maigres, efflanqués, qui, préparés de longue main, franchissent un court espace avec une vitesse excessive, mais qui, élevés artificiellement en vue de cette aptitude spéciale, manquent absolument de résistance et de force ?

Le bœuf durham, le mouton dishley, le porc

newleicester, chefs-d'œuvre de l'industrie humaine, sont des monstruosités.

Ces produits factices présentent tous les caractères propres aux êtres dégradés : rapidité de croissance, vie plus courte, fécondité moindre, prédisposition aux maladies cachectiques.

Quand on persiste dans ce que les Anglais ont appelé la *production en dedans*, espèce, race, santé, fécondité, viabilité, tout s'éteint.

Ce système, mis en vogue par Backwell, dont les races ainsi créées disparaissaient comme elles s'étaient formées, a entraîné la perte de l'un des plus anciens haras d'Angleterre (Grognier), et la disparition de magnifiques races d'autres espèces d'animaux (Girou de Buzareingue).

*
* *

Une imperfection organique dans la production de laquelle la consanguinité intervient de la manière la plus évidente, c'est la surdi-mutité.

Les populations isolées et qui se marient entre elles sont celles qui renferment le plus de sourds-muets.

En Irlande, le docteur Peet a constaté que 1 sourd-muet sur 16 provient de mariages consanguins.

Ceux-ci étant aux mariages croisés comme 1 est à 70, il s'ensuit que la surdi-mutité congénitale apparaît au moins 4 fois, si ce n'est 5 fois, plus souvent à la suite de mariages entre parents qu'à la suite de mariages hétérosanguins.

M. Boudin, en étudiant la surdi-mutité suivant les pays et les cultes, a trouvé :

D'une part, que la proportion des sourds-muets s'élève selon les difficultés des communications avec le dehors, ou, en d'autres termes, selon l'accroissement de la proportion des unions consanguines;

D'autre part, qu'elle croît avec la somme des facilités accordées aux unions consanguines par la loi religieuse.

*
* *

Nous pourrions citer un nombre considérable de faits qui démontrent l'influence des unions consanguines sur la production de la surdi-mutité.

Nous nous bornerons à rapporter les deux observations suivantes qui ont été recueillies, l'une par M. le docteur Devay, de Lyon, l'autre par M. le docteur Forestier, d'Aix en Savoie.

Deux sœurs, Mlles Du....., épousèrent, dit M. Devay, l'une M. D..., l'autre M. L..., habitant tous les deux l'île de Ré. Les époux L... eurent trois fils de leur mariage ; les époux D... eurent, entre autres enfants, trois filles qui, plus tard, se marièrent avec les trois fils L..., leurs cousins germains. L'état sanitaire des divers membres de cette nombreuse famille ne laissait rien à désirer.

Du mariage de l'aîné L... sont nés un garçon et deux filles ; ces trois enfants jouissent de tous leurs sens.

Du second mariage sont nés cinq enfants, trois garçons et deux filles. L'aîné des garçons a parlé, mais avec un accent qui l'aurait facilement fait prendre pour un étranger. Le deuxième garçon est sourd-muet de naissance ; il s'est marié avec une étrangère et il a eu deux enfants qui parlent. Le troisième garçon est sourd-muet de naissance ; il est resté célibataire. Les deux filles ont l'usage de la parole, mais l'une d'elles prononce difficilement certaines lettres.

Du troisième mariage sont nés deux garçons et une fille, encore vivants, et un monstre qui n'a pas vécu. Les deux garçons sont sourds-muets de naissance ; l'aîné, marié à une étrangère, a un enfant qui parle. La fille n'a commencé à parler qu'à 6 ans.

L'influence de la consanguinité est ici incontestable ; en effet, sur douze enfants issus de ces trois mariages, on en trouve seulement quatre complétement sains ; quatre sont sourds-muets de naissance ; un n'a parlé qu'à l'âge de 6 ans ; deux ont une prononciation difficile ; le douzième, enfin, est un monstre.

On ne peut invoquer l'hérédité pour expliquer cette influence, puisqu'on voit, d'un côté, des époux consanguins ayant de bons antécédents de famille et sains eux-mêmes procréer des enfants sourds-muets, et, d'un autre côté, ces mêmes sourds-muets, après avoir contracté des alliances étrangères, donner le jour à des enfants qui jouissent de l'usage de la parole.

M. Forestier cite l'histoire d'une famille consanguine dans laquelle huit enfants furent frappés à divers degrés.

Le premier enfant de deux époux, cousins germains, mais remarquables par leur belle constitution, naquit doué de tous les sens; à l'âge de 18 mois il fut pris d'une fièvre très aiguë avec délire, mais sans convulsions; à la suite de cette maladie, les membres inférieurs s'atrophièrent, et il devint cul-de-jatte. L'ouïe s'était en outre altérée dès le début de la maladie et avait fini par se perdre entièrement.

Le second enfant naquit doué de tous les sens, mais il succomba à l'âge de 5 ans; le troisième vit encore et est complétement sourd; le quatrième est né sourd-muet; le cinquième, bien constitué, très intelligent, est atteint d'un affaiblissement de l'ouïe; le sixième, du sexe féminin, vint au monde privé de l'ouïe; le septième est idiot dès son enfance; le huitième enfin, doué d'une magnifique santé, est né sourd.

* * *

L'albinisme, anomalie assez rare et qui consiste dans la diminution ou même l'absence totale du pigment (matière destinée à colorer la peau), a été signalé comme un des effets de la consanguinité.

On a même dit que cette défectuosité n'avait peut-être pas d'autre cause.

Un médecin américain, M. Bemiss, a recueilli parmi les enfants issus de vingt-sept mariages consanguins féconds, cinq cas d'albinisme, résultat statistique qui a une certaine signification à raison de la rareté de l'anomalie dont il s'agit.

On rencontrait souvent à Dijon, il y a quelques années, un albinos appartenant à une des familles les plus honorables des environs. Or, M. *** était né d'un mariage consanguin dont il était résulté trois enfants, tous trois albinos.

Cette dégénérescence, que les habitants du village de *** attribuaient à la prédilection de

Mme *** pour les lapins, n'était pas héréditaire, car il n'y en avait jamais eu d'exemple dans la famille.

*
* *

Les unions consanguines produisent l'albinisme non seulement chez l'homme, mais chez les animaux.

Ainsi les poules et les coqs de la Flèche, dont la couleur est constamment noire à l'état normal, s'albinisent par la seule influence d'un croisement consanguin.

Les souris et les rats blancs proviennent d'éducations claustrales et ont la même origine.

Les animaux qui se cantonnent, comme disent les chasseurs, par exemple les lièvres et les perdrix, sont sujets à l'albinisme par défaut de croisement.

Les volailles blanches semblent également devoir leur couleur à une dégénérescence de même nature ; aussi sont-elles plus délicates, moins fécondes, et n'arrivent-elles jamais à l'état adulte dans les mêmes proportions numériques que les volailles aux brillantes couleurs.

C'est chez les lapins qu'il est le plus facile de produire l'albinisme et de suivre les progrès de cette dégénérescence.

M. Ch. Aubé a fait à ce sujet des expériences très intéressantes.

Il a observé que lorsqu'on fait couvrir la femelle du lapin par un mâle de la même portée, les petits sont ou gris maculés de blanc, ou plus fréquemment encore d'un roux pâle, avec ou sans maculature.

Si l'on accouple deux individus provenant de cette union, on obtient des lapins noirs et blancs.

L'expérience poursuivie, la quatrième génération offre des sujets d'un gris ardoisé bleuâtre, résultant du mélange de poils noirs et de poils blancs.

Si, enfin, on réunit encore deux élèves de

cette dernière portée, il est à peu près certain qu'il naîtra des albinos parfaits, c'est-à-dire entièrement blancs, avec des yeux roses.

***

De toutes les déviations organiques engendrées par la consanguinité, la plus curieuse est, sans contredit, la polydactylie, c'est-à-dire l'existence de doigts ou d'orteils en plus grand nombre qu'à l'état normal.

Le sexdigitisme, c'est-à-dire la présence de six doigts à une seule main, est fréquent dans certaines villes où les mariages consanguins se répètent. M. Bonnet, de Lyon, disait avoir opéré fréquemment des enfants atteints de cette infirmité et qui étaient tous issus de mariages entre parents.

M. Devay cite à cet égard un fait bien singulier.

Il y a une quarantaine d'années, les habitants d'une petite commune de l'Isère qui, à raison de l'extrême difficulté des communications, se trouvait comme isolée et sans rapports avec les populations environnantes, portaient tous, hommes et femmes, un sixième doigt et un sixième orteil aux mains et aux pieds.

Ce phénomène bizarre s'observait encore il y a peu d'années; seulement, comme les habitudes de la population s'étaient modifiées, les appendices surnuméraires n'existaient plus chez quelques sujets qu'à l'état rudimentaire : ce n'était qu'un gros tubercule au centre duquel on rencontrait cependant un corps dur, osseux ; l'apparence d'un ongle plus ou moins formé terminait cet appendice fixé latéralement en dehors à la base du pouce.

*
* *

Il est incontestable que la consanguinité est préjudiciable à la descendance.

Cette influence nuisible ne se traduit pas seulement par les mutilations ou les singularités anatomiques dont nous venons de parler; elle peut revêtir les formes les plus variées.

Ainsi, elle peut s'accuser par une moindre

viabilité; par une débilité de constitution qui dispose aux scrofules pendant l'enfance; par des malformations ou des infirmités.

Elle peut se révéler par des imperfections sensoriales, spécialement du côté de la vue et de l'ouïe; par des maladies du système nerveux, telles que l'épilepsie, la chorée, les paralysies, l'imbécillité, l'idiotisme, la folie, et c'est le cas le plus fréquent; par la stérilité ou une moindre fécondité, bien que cette conséquence de la consanguinité ait été exagérée (Mitchell).

Quand elle épargne les enfants, elle peut se faire sentir sur les petits-enfants, de telle sorte que les mariages consanguins peuvent déposer dans la descendance directe des germes morbides qui resteront à l'état d'incubation latente pour se développer à la seconde génération.

*
* *

La doctrine de la nocuité des mariages consanguins a rencontré depuis quelque temps d'assez nombreux contradicteurs.

On a prétendu que la consanguinité n'avait d'autre effet que de concentrer et de fixer chez certains sujets les aptitudes, les formes et les maladies héréditaires ; qu'elle n'avait aucun inconvénient quand les conjoints, appartenant à une famille exempte de tout vice, se trouvaient eux-mêmes dans de bonnes conditions de santé ; enfin, qu'elle pouvait avoir des avantages quand ceux-ci étaient doués de qualités physiques et morales éminentes.

La prétendue hérédité qu'invoquent les défenseurs des unions entre proches est imaginaire.

Si les observations qui ont été citées à l'appui des conséquences désastreuses de la consanguinité nous paraissent probantes, c'est précisément parce que des infirmités ou déviations organiques sont survenues chez des individus appartenant à des familles où elles n'avaient jamais apparu avant le mariage consanguin.

CHAPITRE VI

DE L'HÉRÉDITÉ MORBIDE ET PHYSIOLOGIQUE.

Maxima ortus nostri vis est, nec parum felices bene nati.

FERNEL.

On a souvent dit que l'homme ne mourait pas, mais qu'il se tuait. *Non accepimus brevem vitam, sed facimus.*

Bien des hommes, il est vrai, succombent prématurément parce qu'ils ont gaspillé le fonds vital que la nature leur avait départi, quelquefois avec libéralité, au moment de la naissance.

Mais souvent aussi, quand ils périssent avant l'âge, c'est que leurs ascendants ne leur ont transmis qu'une vitalité insuffisante, ou leur ont légué le germe d'une maladie dont l'évolution devait braver les efforts de la médecine.

Ce sont des victimes qui se débattent sous le poids d'un péché originel dont l'hygiène la mieux raisonnée serait le plus souvent impuissante à opérer la rédemption.

**

L'hérédité joue un rôle immense dans la pathogénie. Elle est l'origine de la plupart des maladies chroniques qui affligent l'humanité et font le désespoir de la médecine.

Malheureusement, à l'époque de positivisme où nous vivons, on ne comprend pas qu'une corbeille de mariage est mieux remplie quand on y met une bonne ascendance héréditaire que quand on la garnit de titres, de cachemires et de bijoux.

Un jeune homme brillant de santé, pur de tous antécédents diathésiques, veut se marier et cherche la fortune.

Elle se présente à lui sous les traits d'une jeune fille dont les épaules sont saillantes, les joues creuses, les pommettes colorées, le blanc des yeux teinté d'azur et les paupières garnies de longs cils. « Prenez garde, dit la science, la mère est morte phthisique. »

La figure du prétendant se contracte à cet avertissement sinistre ; mais bientôt elle s'illumine à la vue des chiffres alignés par le notaire. Le mariage s'accomplit.

Le malheureux voit succomber les uns après les autres les fruits d'une union à laquelle l'intérêt seul a présidé.

Il sacrifierait pour en sauver un seul toute la fortune dont l'éclat l'a séduit ; mais la médecine est impuissante à réparer le mal que ses conseils auraient pu empêcher.

*
* *

Un privilége plus précieux que celui de la noblesse et de l'opulence, c'est d'être bien né au point de vue physiologique.

La vie est douce et facile pour l'être favorisé qui vient au monde libre de toute attache morbide. Il n'a qu'à se soumettre aux lois ordinaires de l'hygiène pour arriver à une heureuse vieillesse.

Au contraire, la vie n'est presque toujours qu'une longue lutte pour celui que l'impression générative a frappé d'une déchéance imméritée.

Celui qui songe à se marier doit donc, dans l'union qu'il projette, se préoccuper sérieusement du soin de transmettre à ses rejetons un sang pur et une constitution exempte de toute espèce de tare héréditaire.

Il s'éloignera avec effroi de ces familles sur lesquelles s'appesantissent certaines maladies fatales, inexorables, telles que l'épilepsie, l'aliénation mentale, la phthisie pulmonaire, le cancer, etc.

Toute alliance avec ces familles malheureuses est réprouvée non seulement par l'hygiène, mais par la morale.

N'est-ce pas, en effet, une espèce de crime que de contracter, pour obéir à un entraînement du cœur ou à des idées de lucre, une union qui peut-être condamne d'avance d'innocentes créatures soit à une mort anticipée, soit à une existence d'infirmités ou de douleurs ?

Les unions de ce genre peuvent être bénies

par le prêtre, mais elles ne sont jamais bénies par Dieu.

**

L'épilepsie est un des legs les plus funestes que des parents puissent transmettre à leurs enfants. C'est plus qu'une maladie, c'est presque un anathème.

Platon l'appelait *morbus sacer*, parce que, d'après lui, elle attaquerait la partie divine de l'âme et serait infligée par le courroux des dieux.

Elle était d'un funeste augure chez les Romains. Aussi les comices étaient-ils dissous aussitôt qu'un de leurs membres en ressentait les atteintes.

**

La question de l'hérédité de l'épilepsie a soulevé quelques dissentiments ; mais la tradition et l'observation populaire parlent plus haut que toutes les discussions scientifiques.

L'expérience domine ici le scepticisme.

Zacutus Lusitanus a connu un père épileptique qui transmit sa maladie à huit fils et à trois de ses petits-fils.

Boerhave a vu tous les enfants d'un père atteint d'épilepsie succomber à cette maladie.

Georget cite un père épileptique qui engendra huit enfants, tous épileptiques.

Comment pourrait-on voir dans ces cas et dans beaucoup d'autres que nous pourrions citer, le résultat d'une simple coïncidence et l'effet du hasard ?

*
* *

L'épilepsie est généralement incurable, surtout lorsqu'elle est héréditaire. Ceux qui en sont atteints parviennent rarement à un âge avancé.

Ceux qui ne succombent pas finissent presque toujours par tomber dans la démence.

L'épilepsie s'est rencontrée chez des hommes d'une grande intelligence, sans que celle-ci en souffrît, par exemple chez Socrate, Platon,

Empédocle, Linius Drusus, Cambyses, Caligula, Plotinus le philosophe, Pétrarque, Charles-Quint, etc. Mais ces hommes éminents étaient des individualités privilégiées.

D'après les recherches d'Esquirol, sur 339 épileptiques, 269, c'est-à-dire les quatre cinquièmes, étaient plus ou moins aliénés. Un cinquième seul conservait l'usage de la raison.

L'influence la plus puissante pour l'anéantissement des facultés intellectuelles se trouve dans la réunion des accès du grand mal avec les vertiges.

*
* *

Quant à l'aliénation mentale, il n'est pas de maladie dans laquelle l'action de l'hérédité soit mieux démontrée.

Il y a des familles dont presque tous les membres, à une époque plus ou moins avancée de leur vie, paient ce fatal tribut au sang qui coule dans leurs veines.

On a vu dans l'asile de Connecticut, à Hartford, un maniaque qui était le onzième de sa famille.

Il existait, il y a quelque temps, près de Nantes, une famille dont sept frères ou sœurs étaient en démence.

Une dame, dont parle Moreau, était la huitième; son père, deux frères, deux sœurs, deux cousins et une tante étaient atteints comme elle.

Michaelis rapporte que toute la descendance mâle d'une famille noble de la ville de Hambourg était, à quarante ans, frappée d'aliénation. Il n'en restait plus qu'un seul rejeton, à qui le Sénat de la ville interdit de se marier. L'âge critique arrivé, il perdit la raison.

Bourdin raconte que les médecins d'asiles d'aliénés retrouvent même souvent les signes de la folie jusque chez les parents qui amènent des fous dans ces établissements.

*
* *

Le docteur Baillarger a démontré que la folie de la mère est plus fréquemment héréditaire que celle du père, dans la proportion d'un tiers ; que les garçons tiennent à peu près aussi souvent la folie de leur père que de leur mère ; mais que les filles, au contraire, héritent au moins deux fois plus souvent de la folie de leur mère que de celle de leur père.

En faisant l'application de ces résultats au pronostic à porter sur les enfants nés de parents aliénés, on arrive aux conclusions suivantes :

La folie de la mère, sous le rapport de l'hérédité, est plus grave que celle du père, non seulement parce qu'elle est plus fréquemment héréditaire, mais encore se transmet à un plus grand nombre d'enfants.

La transmission de la folie de la mère est plus à craindre pour les filles que pour les garçons ; celle du père, au contraire, est plus à craindre pour les garçons que pour les filles.

La transmission de la folie de la mère n'est guère plus à craindre pour les garçons que celle du père ; elle est, au contraire, deux fois plus à redouter pour les filles.

***

Un des caractères les plus singuliers de l'aliénation mentale, c'est qu'elle peut affecter successivement ou alternativement toutes les formes chez le même individu.

Ainsi, un aliéné passe trois mois dans la lypémanie, les trois mois suivants dans la manie, quatre mois, plus ou moins, dans la démence, et ainsi successivement, tantôt d'une manière régulière, tantôt avec de grandes variations.

Une dame âgée de 54 ans est un an lypémaniaque, et un an maniaque et hystérique.

On a vu se succéder chez la même personne l'hystérie, l'hypochondrie, l'asthme, l'épilepsie, etc.

« Le mal étant ainsi un Protée chez les ascendants, le même protéisme de l'expression morbide peut donc, dit Prosper Lucas, se manifester chez les descendants, sans contredire en rien le transport séminal de la névropathie qu'il caractérise. »

Ainsi, Gintrac a vu l'hyperesthésie nerveuse des ascendants être chez les descendants le point de départ tantôt de la monomanie, tantôt de la manie, de la lypémanie, de l'hystérie, de l'épilepsie, des convulsions, etc.

On voit dans la même famille un enfant maniaque, un autre épileptique.

Greding a vu la manie de la mère se changer en épilepsie chez les enfants.

*
* *

Le cancer rappelle des idées de récidive, d'incurabilité, de cachexie et de mort.

On l'a ainsi appelé parce qu'on a comparé aux pattes d'un crabe les vaisseaux dilatés qui s'en écartent en rayonnant.

Cette affection parasite, sur laquelle on appliquait autrefois des morceaux de viande crue pour apaiser la faim du monstre, se substitue à tous les tissus au sein desquels elle se développe.

※
＊ ＊

Quelques médecins, aveuglés par le besoin de contradiction qui tourmente certains esprits, ont rejeté l'influence héréditaire du cancer.

Mais une multitude de faits surgissent de toutes parts pour protester contre cette singulière doctrine.

Nous nous bornerons à citer les deux observations suivantes :

La première a été recueillie par M. Waren. Le père étant mort d'un cancer à la lèvre, le fils eut un cancer au sein ; deux de ses sœurs eurent également un cancer mammaire. La fille d'une de ces malades eut un cancer au même organe. Enfin, une fille du frère eut un cancer au sein.

La seconde est due à M. Broca. Il s'agit d'une famille où il y eut 16 cas de cancer sur 27 personnes ayant dépassé l'âge de 30 ans et atteint, par conséquent, l'époque de la vie où cette maladie a l'habitude de se manifester.

Sur 137 malades, M. Devay a constaté 40 fois l'hérédité directe et 18 fois l'hérédité en retour.

On sait que Mme Deshoulières, la Calliope française, mourut d'un cancer au sein, et que sa fille, héritière d'une partie de ses talents poétiques, succomba à la même maladie.

Il en a été de même de Mme de La Vallière et de la duchesse de Châtillon, sa fille.

Le cancer de l'estomac qui enleva Napoléon Ier était un héritage de son père, « le seul qu'il eût reçu de lui, disait Chateaubriand, le reste lui venant des munificences de Dieu. »

*
**

La phthisie pulmonaire passe généralement pour être de toutes les maladies transmissibles par hérédité, celle qui fait le plus de victimes, car elle occupe toujours le premier rang dans la série nosologique des décès.

Il y a néanmoins une autre affection, avec laquelle elle a du reste une grande affinité, qui fournirait à la statistique mortuaire un nombre de décès encore plus considérable que la tuberculisation du poumon, si on lui imputait toutes les manifestations locales par lesquelles elle se traduit.

Nous voulons parler de la scrofule.

Aucune maladie n'a autant de tendance à se généraliser dans la famille.

Lugol, qui l'a étudiée avec beaucoup de soin, s'est même demandé si les maladies héréditaires en général ne seraient pas d'origine scrofuleuse à un degré plus ou moins éloigné, et si les caractères de l'hérédité ne seraient pas en raison de la parenté des maladies héréditaires avec la scrofule.

Cette diathèse manifeste ses terribles effets dès les premiers mois de la vie intra-utérine, car elle provoque des avortements spontanés qui font périr le quart au moins des sujets qu'elle atteint avant qu'ils aient vu la lumière.

Après la naissance, elle arrête leur développement physique et moral. Elle complique toutes les maladies, toutes les évolutions de l'enfance et de la jeunesse, qu'elle rend laborieuses et pleines de dangers.

La mort moissonne la moitié des enfants scrofuleux dans les premières années de la vie. On voit beaucoup de familles dans lesquelles il ne reste qu'un ou deux enfants sur huit, dix et même un plus grand nombre.

La scrofule révèle, enfin, plus formellement sa présence par un grand nombre d'états morbides dont on a longtemps méconnu l'origine commune, et que pour cette raison les auteurs ont décrits comme autant de maladies particulières. (Lugol.)

*
* *

Les maladies héréditaires dont nous venons de parler, c'est-à-dire l'épilepsie, l'aliénation mentale, le cancer, la phthisie et la scrofule, doivent éloigner de toute idée de mariage ceux qui ne veulent pas se condamner d'avance à un avenir de regrets poignants et de déceptions douloureuses.

Quant aux autres maladies susceptibles de se transmettre par impression générative, il y en a quelques-unes qui constituent un très fâcheux héritage, mais à l'égard desquelles l'hygiène préventive doit se montrer moins rigide, soit parce qu'elles peuvent céder à un traitement méthodique, soit parce qu'elles sont compatibles avec une longue vie ou qu'elles ont moins de tendance à se généraliser.

Par exemple, l'hystérie, la syphilis, la goutte, le rhumatisme, les maladies de la peau, les maladies des yeux, etc.

L'hystérie, peu dangereuse par elle-même, quoique très difficile à guérir, est néanmoins redoutable comme maladie héréditaire, à cause de son affinité avec l'épilepsie, l'aliénation mentale, etc., et de sa tendance à se propager par métamorphose chez les descendants.

Briquet a trouvé, en étudiant les antécédents de famille de 223 hystériques, que chez les 180 pères de ces hystériques dont la santé a pu être connue, il y avait eu 3 cas d'hystérie, l'un d'eux avec épilepsie; 3 cas d'épilepsie, l'un d'eux avec aliénation mentale; 3 cas d'aliénation mentale, 7 d'apoplexie, 2 de convulsions, 1 de delirium tremens, 6 de phthisie et 2 d'état maladif habituel.

La valeur de la prédisposition à l'hystérie chez les sujets nés de parents non hystériques est de 2 et demi pour 100, tandis qu'elle serait de 25 à 28 pour 100 chez les sujets nés de parents hystériques.

Ainsi ces derniers sont, par le fait de l'hérédité, douze fois plus prédisposés à l'hystérie que les sujets nés de parents non hystériques.

La moitié des mères hystériques donne naissance à des hystériques.

*
* *

Malgré tous les dissentiments qui se sont élevés entre les auteurs, on ne peut révoquer en doute l'hérédité de la syphilis par infection primitive du germe au moment de la fécondation.

Cette diathèse altère quelquefois profondément les sources de la vie.

Les sujets atteints de syphilis engendrent des enfants faibles, cachectiques, qui naissent avant terme, qui meurent souvent dans le sein maternel.

Suivant des observateurs distingués, la syphilis héréditaire est une des causes les plus ordinaires de la production de la scrofule, qui est alors non l'héritage direct d'une maladie scrofuleuse dont le père est atteint, mais bien le résultat transformé d'une ancienne affection syphilitique.

*
* *

L'hérédité joue un grand rôle dans l'histoire de la goutte.

« Dans la ville que j'habite, dit Pujol de
« Castres, il est une famille ancienne et très
« honnête qui, dans l'espace d'environ cent
« ans, a communiqué à dix autres familles,
« avec lesquelles elle s'est alliée, cette maladie
« douloureuse dont elle était en possession de
« temps immémorial.

« Chacune de ces familles ainsi infectées sait
« fort bien comment et à quelle époque la goutte
« est entrée chez elle. »

Le rhumatisme, qui a tant d'analogie avec la goutte, reconnaît aussi l'hérédité au nombre de ses causes prédisposantes.

Un écrivain spirituel a dit : « Lorsqu'on est né de parents rhumatisants, on a eu sa première attaque dans la personne de ses ascendants. »

Quant aux maladies cutanées dépendant d'un vice du sang et d'une diathèse herpétique, il n'est personne qui n'ait pu s'assurer de leur transmission héréditaire.

Ce qui se propage dans cette espèce de maladie, c'est plutôt la diathèse que l'affection locale, de telle sorte que l'impétigo du père peut produire une blépharite ciliaire chez un de ses enfants, un lichen chez un autre, un eczéma chez un troisième.

Il y a cependant des cas où la maladie affecte toujours la même forme dans la série de ses transmissions.

Etienne Geoffroy Saint-Hilaire en a cité un exemple bien remarquable.

Le nommé Edouard Lambert était atteint d'ichthyose. A l'exception du visage, de la paume des mains et de la plante des pieds, tout son corps était revêtu d'excroissances cornées, bruissant l'une contre l'autre au frottement de la main.

Il eut six garçons qui tous, ainsi que lui, dès l'âge de six semaines, présentèrent la même singularité.

Le seul qui survécut la transmit, comme son père, à *tous ses garçons*, et cette transmission, marchant de mâle en mâle, s'est ainsi continuée chez la famille des Lambert *pendant cinq générations*.

Il n'est peut-être pas une seule anomalie de la vue dont l'hérédité ne puisse être le principe.

Le strabisme, la myopie, l'héméralopie, la nyctalopie, l'amaurose et la cataracte atteignent parfois des familles entières.

Pour nous borner à cette dernière maladie, nous citerons cette femme dont parle M. Nélaton, qui, atteinte de cataracte, comptait dans sa famille onze personnes affectées de la même lésion.

M. Maunoir l'a observée sur sa femme, son

fils, son grand-père, sur un oncle, une tante et plusieurs cousins du côté maternel.

M. Bouchut rapporte qu'un homme de Lille, affecté de cataracte, eut une série d'enfants qui offrirent dès leur bas âge la même altération du cristallin.

*
* *

Il y a quelques anomalies plus rares, susceptibles de se transmettre par voie séminale, et que nous noterons seulement à titre de singularités.

Ainsi, on a vu dans certaines familles les jeunes garçons venir au monde avec trois testicules ou les jeunes filles avec trois mamelles.

Il y en a d'autres chez lesquelles, en vertu d'une idiosyncrasie spéciale, les doses les plus légères d'opium provoquent immédiatement un état convulsif.

Zimmermann en cite une que l'influence du café disposait à dormir, tandis que l'opium était sans action sur elle.

Prosper Lucas parle d'une autre famille chez

laquelle le calomel, administré aux doses les plus inoffensives, détermine promptement le tremblement mercuriel.

On lit dans les *Ephémérides germaniques* qu'une femme enceinte, tourmentée du désir de manger des écrevisses, en dévora une si grande quantité qu'elle en eut la diarrhée, et que la petite fille dont elle devint mère naquit avec un goût si décidé pour ces crustacés qu'elle les mangeait tout crus.

Un autre ordre de faits, qui a peu d'importance au point de vue de l'assortiment des époux, mais qui démontre la puissance de l'impression séminale, c'est la transmission héréditaire des mutilations et des tares accidentelles.

Buffon avait remarqué que des chiens auxquels, de génération en génération, on avait coupé les oreilles ou la queue, produisaient des petits dont ces parties étaient plus courtes qu'à l'ordinaire.

Langsdorf nous apprend que ce phénomène est surtout fréquent au Kamtschatka, où l'on est dans l'usage de couper la queue aux chiens qui servent à tirer les traîneaux.

Les vétérinaires observent assez souvent des traces de feu sur des poulains dont les ascendants ont été, dans une suite de générations, marqués par un fer incandescent toujours à la même place.

Grognier parle d'une chienne sans queue, dont les produits femelles étaient également sans queue ; il en était autrement des produits mâles.

La bosse du chameau, qui est un vice produit par la servitude, ainsi que les callosités de la poitrine et des genoux, se perpétue de race en race.

Les indigènes de l'île de Luçon prétendent que le buffle domestique porte en naissant, au cou, la marque du collier de sa mère, et que ce signe est une cause de répulsion pour les buffles sauvages.

Des faits semblables s'observent chez l'homme.

Chez certains peuples, les difformités qui ont été produites par des moyens mécaniques deviennent naturelles par génération. C'est ce que l'on remarque aujourd'hui chez les Caraïbes, qui ont l'habitude d'aplatir la tête de leurs enfants.

Au dire de Blumenbach, les enfants israélites ont souvent le prépuce tellement court qu'on peut à peine les circoncire.

Mauriceau parle d'un père boiteux qui transmit sa claudication à trois de ses filles et à un fils.

On a cité le cas d'un ouvrier qui, s'étant abattu un doigt d'un coup de hache, engendra deux enfants auxquels le même doigt manquait.

*
* *

Les enfants peuvent hériter d'un état diathésique qu'on ne soupçonnerait pas chez leurs parents, si les faits ne venaient plus tard démontrer l'influence générative.

On voit souvent des individus sains, en apparence, perdre leurs enfants ou leurs petits-enfants de phthisie pulmonaire ou de scrofule, et succomber eux-mêmes plus tard à ces maladies dont le germe était resté chez eux à l'état latent, tandis qu'il s'était développé rapidement chez les sujets auxquels ils l'avaient transmis.

M. Bouchut a connu un colosse, le concierge de la Charité de Paris, haut de six pieds et pesant plus de 100 kilogrammes, qui perdit ses deux filles de la phthisie pulmonaire, à 25 et à 30 ans, et qui mourut après elles d'hémoptysie et de tuberculisation du poumon.

M. Lugol cite une dame de 63 ans qui avait vu mourir ses trois fils de phthisie pulmonaire, sans, disait-elle, qu'elle pût deviner de qui ses enfants tenaient cette funeste maladie, et qui elle-même succomba bientôt à la même affection.

M. Turck racontait qu'il avait eu un premier accès de goutte à 30 ans. Aucun membre de sa famille n'avait encore été atteint de cette maladie. Il la regardait comme acquise, lorsque son père eut un premier accès très violent à l'âge de 68 ans.

Elle était donc héréditaire chez M. Turck, et tellement héréditaire que le plus jeune de ses frères eut, après lui et après son père, un premier accès à 33 ans.

Un point qu'il ne faut jamais perdre de vue quand il s'agit de contracter une alliance avec une famille suspecte, c'est que le développement des maladies héréditaires a souvent une époque d'élection.

Jusqu'à cette échéance fatale, le sujet qui doit être frappé peut présenter tous les attributs d'une magnifique santé.

Ainsi, une femme restera brillante d'embonpoint et de fraîcheur jusqu'à 45 ans, âge auquel sa mère a été atteinte d'une affection cancéreuse.

Il faut également se rappeler que si dans beaucoup de cas l'hérédité reste fidèle aux formes antérieures du mal, dans d'autres elle jouit d'une variété presque illimitée de métamorphoses.

Par exemple, une femme d'un caractère bizarre ou atteinte d'une simple exaltation nerveuse peut donner naissance à une fille épileptique qui aura elle-même des enfants ou des petits-enfants atteints d'hystérie ou d'aliénation mentale.

La scrofule du père peut se traduire chez les descendants, tantôt par la phthisie pulmonaire, tantôt par une tumeur blanche, par la méningite tuberculeuse, etc.

Ces diverses transformations peuvent dérouter les gens étrangers à la médecine, mais ne tromperont jamais un praticien expérimenté.

*
* *

L'existence antérieure de maladies héréditaires graves dans une famille doit toujours inspirer des appréhensions, lors même qu'elles sembleraient avoir disparu depuis un certain temps.

Ces sortes d'intermittences sont trompeuses. L'influence de l'hérédité est si profonde que des modalités organiques, qui semblaient éteintes, reparaissent quelquefois au bout de plusieurs générations.

Ces retours étranges que l'hérédité fait sur elle-même s'observent assez fréquemment.

Ainsi, par exemple, il arrive souvent que la phthisie pulmonaire, après avoir décimé une ou plusieurs générations, disparaît, pour se remontrer avec une nouvelle intensité chez les générations suivantes.

Ce phénomène, auquel on a donné le nom d'*atavisme*, était bien connu des anciens.

Au dire de Plutarque, une femme grecque, accusée d'adultère parce qu'elle avait mis au monde un enfant noir, se justifia en prouvant qu'elle descendait en quatrième ligne d'un Ethiopien.

Aristote raconte qu'un homme qui avait au bras une tache noire engendra un fils qui n'en fut pas marqué ; mais on retrouva sur la même partie du corps du petit-fils la tache de l'aïeul.

On trouve aussi dans les auteurs modernes une foule d'exemples de ce mode de transmission, qu'on a appelé « l'hérédité en retour. »

Quelques-uns sont très singuliers.

Ainsi, on a cité une famille où la disposition

à être gaucher sautait de la première à la troisième génération.

Girou de Buzareingue parle d'une autre famille où l'humeur acariâtre affectait la même marche dans sa transmission.

* * *

On a qualifié de préjugé la répulsion qu'on éprouve généralement à entrer dans une famille dont un ou plusieurs membres se sont rendus coupables d'un crime.

Il y aurait, en effet, de l'injustice à rendre, d'une manière générale, les enfants responsables de fautes qu'ils n'ont pas commises.

Néanmoins, il est démontré que le penchant aux crimes se transmet héréditairement, indépendamment de la contagion du mauvais exemple et de l'influence du milieu impur où l'enfant a pu naître et grandir.

L'histoire et les annales judiciaires en fournissent de nombreux exemples.

Un homme dont l'expérience fait autorité en pareille matière, Vidocq, dit avoir remarqué

« qu'il existe des familles dans lesquelles le crime se transmet de génération en génération, et qui ne paraissent exister que pour prouver la vérité de ce vieux proverbe : *Bon chien chasse de race.* »

Dans la même génération, dit l'historien de Hammer, l'infanticide suit de près le parricide, et le poignard du petit-fils venge sur le père l'assassinat de l'aïeul.

L'antiquité a retenu sur ce point des mots effrayants.

Aristote cite la réponse de ce misérable, qui s'excusait en rejetant sur une disposition d'organisation héréditaire le crime de maltraiter son père.

« Mon père, s'écriait-il, a battu mon aïeul ; mon aïeul a traité de même mon bisaïeul, et vous voyez mon fils ; cet enfant n'aura pas l'âge d'homme qu'il ne m'épargnera ni les sévices ni les coups. »

Le même philosophe a transmis jusqu'à nous le cri de ce père que son fils traînait par les cheveux à la porte : « Assez, assez, mon fils ; je n'ai pas traîné plus loin mon père. »

***

Notre but, en traitant de l'hérédité, était de démontrer par des faits les dangers d'une union mal assortie au point de vue physiologique.

En s'assimilant des affections d'origine diverse, l'hérédité tend à les perpétuer, et elle finirait par marquer l'humanité entière d'un sceau fatal, si une force opposée ne tendait, de son côté, à ramener l'organisme au type normal.

Cette puissance antagoniste, « continuation du principe créateur, » a reçu le nom « d'innéité. »

Le secret de la callipédie consiste en grande partie à seconder cette force occulte dans sa lutte contre les maladies héréditaires, et d'autre part à favoriser la transmission séminale des aptitudes heureuses et des bonnes qualités.

***

Quand la maladie héréditaire dont on est atteint est incurable et de nature à désoler l'existence de celui qui en est la victime, le devoir commande de vivre dans le célibat.

Si, au contraire, la mauvaise santé n'est pas incompatible avec le mariage, la meilleure manière de corriger les dispositions morbides héréditaires, c'est de croiser la race et le tempérament, de manière qu'il s'établisse une pondération favorable à la constitution de la progéniture.

« Il faut toujours, disait Portal, si l'on veut obtenir du mariage un produit moyen, réunir le plus et le moins, le trop et le trop peu, l'excès et le défaut. »

Dans aucun cas cependant il ne faut, comme on l'a conseillé, croiser les maladies.

En agissant ainsi on aurait la chance de transmettre l'une ou l'autre affection, quelquefois toutes les deux, ou même d'engendrer une maladie plus grave que celle qu'on voudrait détruire.

Le mariage doit donc être considéré sous deux chefs, comme source et comme préservatif des maladies héréditaires.

Sous le premier chef, il inocule à une famille des maladies auxquelles elle est étrangère.

Sous le second rapport, il peut devenir un modificateur favorable en agissant en sens opposé.

Il peut faire déchoir, il peut réhabiliter. Il peut éteindre, il peut rallumer.

Dans le sens physiologique et sanitaire on peut lui appliquer ce que l'antiquité disait de l'arme d'Achille : il guérit les blessures qu'il a faites.

Si quelquefois un véritable assainissement s'opère dans une famille, on ne prend pas garde qu'il n'est point dû au hasard, mais à la coïncidence de mariages salutaires qui ont purifié le sol organique de la famille contaminée. (Devay.)

Ainsi, pour relever une famille de sa déchéance héréditaire, il faut, à l'aide d'une sélection intelligente, combiner les alliances de manière à neutraliser, par l'opposition des constitutions et des tempéraments, les éléments d'hérédité morbide dont l'efflorescence est à craindre chez l'un ou l'autre des deux époux.

Celui qui compte dans sa parenté des épileptiques, des hystériques, des maniaques, etc., doit rechercher une famille où le rhythme de la vie nerveuse soit calme et régulier, et dont les membres, « plutôt apathiques que doués d'une imagination brillante, se distinguent par la solidité du jugement et la modération dans les idées. »

Un scrofuleux devra s'unir à une personne d'une constitution robuste et d'une fibre sèche.

On évitera d'allier deux individus nerveux à l'excès ou doués d'un tempérament lymphatique exagéré. Dans le premier cas on sèmerait les névroses, dans le second les scrofules.

On se gardera bien de marier ensemble deux sujets très sanguins, et dans l'ascendance desquels existent des exemples de maladies organiques du cœur, d'apoplexie, de goutte, de gravelle, etc.

*
* *

En faisant une sage application de ces préceptes, on arrive presque toujours à modifier la constitution des familles tarées ou débiles, de telle sorte que l'influence héréditaire finit par s'éteindre complétement au bout de quelques générations, si le croisement est rigoureusement observé.

On a surtout des chances de réussir quand les familles auxquelles on s'allie sont vivaces, exemptes de toute diathèse, principalement si elles comptent beaucoup de vieillards, car la longévité est héréditaire.

Si certaines familles sont vouées à une mort précoce, d'autres, au contraire, « semblent jetées dans un moule à part pour vivre longtemps. »

Il semble que dans ces familles privilégiées « la vie, à la manière d'une horloge, soit montée pour un temps déterminé, » et qui est sensiblement le même pour tous ses membres.

Ainsi, Henrich Jenkins, qui vécut 169 ans, appelé un jour en témoignage pour un fait qui s'était passé 140 ans auparavant, comparut escorté de ses deux fils, dont l'un avait 102 ans et l'autre 100 ans.

La famille de Thomas Parre, qui fut présenté à Charles II à l'âge de 152 ans, comptait quatre générations marquées par des vies de 112, 113 et 124 ans. Son fils est mort lui-même à 127 ans.

Le père de Jean Chiossich, qui est mort en 1820 à l'âge de 117 ans, avait atteint sa 105ᵉ année. Un de ses oncles paternels avait vécu 107 ans.

Jean Filleul, de Boisle, près d'Evreux, mort en 1715 à l'âge de 108 ans, laissait une fille âgée de 80 ans. Son père avait vécu 104 ans et son aïeul 113.

Nous terminerons en disant quelques mots d'une forme bizarre d'hérédité, à laquelle on a donné le nom « d'hérédité par influence, » et qui prend sa source dans les relations des conjoints antérieurs, de telle sorte qu'une femme mariée deux fois peut avoir de son second mari des enfants qui ressemblent au premier tant au physique qu'au moral.

Une première union donne, en effet, une direction déterminée et imprime un cachet spécial aux produits futurs.

Une fécondation antérieure peut modifier l'organisme maternel de manière à lui inoculer le principe de vices organiques, de formes spéciales ou d'aptitudes diverses, que la femme transmettra aux enfants de son second mari.

Ce phénomène, qui n'a guère été étudié chez l'homme que depuis quelques années, avait été constaté depuis longtemps chez les animaux d'ordre supérieur.

Van Helmont et Haller ont observé que quand une jument est accouplée avec un âne et produit un mulet, ses organes reçoivent une modification telle, que si on l'accouple plus tard avec un étalon de sa race, elle peut encore donner naissance à un être dont les longues oreilles rappellent la race asine.

Meckel, Stark et Harvey ont démontré par de nombreuses expériences que la jument qui, accouplée avec un zèbre, a donné un produit zébré, peut, si elle est fécondée plus tard par un cheval, mettre au monde un animal dont la robe est rayée comme celle du premier père.

Howe raconte qu'une jument anglaise fut accouplée une seule fois avec un couagga, espèce d'âne moucheté d'Afrique, et produisit un mulet marqué de taches.

Quelques années plus tard, elle fut fécondée par des chevaux arabes et mit au monde trois poulains bruns qui tous étaient tachetés comme le couagga, avec lequel cependant elle n'avait plus eu aucun rapport depuis le premier accouplement.

Une chienne de race est complétement perdue quand elle a été fécondée par un chien d'espèce commune.

On aura beau la mettre plus tard en rapport avec un chien appartenant à sa race : ses portées rappelleront toujours sous quelque rapport l'animal de race inférieure avec lequel elle aura été accouplée.

*
* *

Le sujet qui nous occupe a surtout attiré dans ces derniers temps l'attention des physiologistes anglais.

Le docteur Simpson rapporte qu'une jeune femme d'Edimbourg, née de parents blancs, mais dont la mère avait eu avant son mariage un mulâtre d'un nègre, a des traits de ressemblance très remarquables avec ce dernier.

Elle a notamment les cheveux qui sont particuliers à la race nègre.

Le docteur Nott dit qu'on voit quelquefois des négresses qui, après avoir eu des mulâtres d'un blanc, continuent de produire avec des nègres des enfants chez lesquels on retrouve les traits et la couleur du blanc.

M. Gratiolet a cité, il y a quelques années, à la Société d'anthropologie, l'histoire d'une femme devenue veuve d'un mari atteint de torticolis, et qui, d'un second mari parfaitement conformé, aurait eu un enfant difforme comme le premier mari.

L'adage : *Filius ex adultera sœpe excusat*

matrem a culpa, « un fils adultérin excuse souvent la faute de sa mère, » doit être interprété dans ce sens que le bâtard ressemble souvent au père putatif, qui, sans lui avoir donné la vie, l'a frappé *ab ovo* d'une empreinte spéciale.

Il paraîtrait même que des relations antérieures, bien que demeurées stériles, suffiraient pour produire le phénomène dont il s'agit.

M. Seraine raconte qu'une femme séparée de son mari, ayant accordé ses faveurs pendant quelques mois à un amant blond aux yeux bleus, se réconcilia un an après avec son époux, devint enceinte et mit au monde un enfant blond aux yeux bleus, quoique son mari, elle et ses autres enfants eussent les yeux noirs et les cheveux très foncés.

Voici un fait analogue, inédit et dont je garantis l'authenticité :

Mme X***, femme d'un officier de marine, avait

eu au Sénégal des relations intimes avec un nègre. Aucun enfant n'était résulté de cette union, qui était connue de tous les amis de M. X***.

Ce dernier étant rentré en France, sa femme accoucha, quinze mois après leur retour, d'un mulâtre.

Les amis de son mari furent d'autant plus frappés de cette particularité, qu'ils connaissaient dans tous ses détails le nouveau genre de vie de Mme X***, et qu'ils savaient que dans leur nouvelle résidence elle n'avait pu avoir aucune relation avec un homme de couleur.

Faut-il, au point de vue de l'hygiène, se garder d'épouser une veuve saine et bien constituée, mais dont le mari, affecté de scrofule, de phthisie pulmonaire ou d'aliénation mentale, a produit des enfants rachitiques ou idiots ?

Doit-on, au contraire, rechercher avec un empressement calculé celle dont l'époux, doté d'une santé exceptionnellement vigoureuse et d'une intelligence remarquable, a engendré des enfants aussi heureusement doués que leur père ?

Ce serait tirer une conclusion trop absolue des faits que nous venons de signaler.

Nous avons dû, toutefois, appeler l'attention sur une donnée physiologique qui, mieux étudiée, pourra un jour jeter une vive lumière sur certains points encore obscurs de l'histoire des maladies héréditaires.

CHAPITRE VII

DE L'ALLAITEMENT MERCENAIRE COMME MOYEN
DE RÉGÉNÉRATION.

Quæ lactat mater magis quam quæ genuit.

* * *

On a beaucoup déclamé, dans ces derniers temps, contre les mères « assez barbares pour refuser à un nouveau-né le lait que lui a préparé la nature. »

On a fait valoir contre elles tous les arguments que pouvaient fournir la sensiblerie et la science.

Quelques écrivains semblent regretter le temps où une Athénienne accusée d'avoir nourri l'enfant d'une autre femme, ne put échapper à une punition qu'en prouvant qu'elle y avait été contrainte par la misère.

※
※ ※

Les physiologistes auront beau déployer à l'envi l'éloquence du cœur et celle des chiffres, ils seront tout aussi impuissants à remettre en honneur l'allaitement maternel que l'ont été jadis les grands satyriques qui flagellaient la « demi-maternité » des Romains de la décadence.

L'hygiène, aux époques de déchéance morale, ne peut pénétrer dans certaines classes de la société que sous les auspices de la fantaisie et de la mode.

Aussi, doutons-nous que la statistique ait le don d'émouvoir le cœur des mères, et qu'elle puisse jamais amener la révolution que provoquèrent, au siècle dernier, les pages sentimentales de J-J. Rousseau.

※
※ ※

Au lieu de lutter contre la tendance qu'ont les femmes du monde à s'affranchir de ce qu'on a appelé le complément de la maternité, il serait, selon nous, plus sage d'utiliser ce travers de notre époque dans l'intérêt du petit être.

L'allaitement par une mercenaire est, en effet, s'il est appliqué d'une manière judicieuse, un excellent moyen de modifier le tempérament vicieux d'un nouveau-né ou d'atténuer les tares héréditaires dont il peut être affecté.

On a dit avec raison que l'allaitement était une génération continuée.

L'enfant a reçu de sa mère la trame organique; mais sa nourrice lui donne une seconde vie, puisque c'est elle qui lui fournit les sucs propres à sa nutrition et à son accroissement.

Aussi, dans la société antique, la nourrice occupait-elle une place d'honneur au foyer de la famille.

On connaît ce trait de la reine Blanche qui, ayant appris qu'une dame de la cour avait présenté le sein au petit Louis pour apaiser ses cris, se hâta de faire vomir l'enfant, ne voulant pas qu'une seule goutte de sang étranger coulât dans les veines de son fils.

* * *

J.-J. Rousseau émettait un paradoxe quand il disait que l'enfant « ne peut pas avoir de nouveau mal à craindre du sang dont il a été formé. »

Si une femme affectée de quelque diathèse nourrit elle-même son enfant, il y a double raison pour que celui-ci soit frappé de la même maladie.

L'allaitement maternel accumule et fixe chez le nouveau-né des éléments morbides qui seraient atténués et pour ainsi dire dédoublés, si une nourrice étrangère transfusait dans les organes de l'enfant une séve plus pure et un sang plus généreux.

* * *

Une mère, par exemple, présente tous les attributs d'un tempérament lymphatique exagéré. Elle compte dans sa famille plusieurs individus atteints de cette « épidémie du XIXe siècle » qui s'appelle la phthisie pulmonaire.

Une sage application de la loi d'échange des attributs physiologiques contraires voudrait, en pareil cas, que l'enfant fût confié à une nourrice d'une constitution sèche, et dont la famille fût complétement pure de tout vice scrofuleux.

Si, au contraire, on craint pour le nouveau-né le développement d'une névrose héréditaire, on choisira pour nourrice une femme molle et apathique, chez laquelle le rythme de la vie nerveuse soit lent et régulier.

On comprend facilement la portée de ce dernier précepte quand on réfléchit à l'espèce de solidarité qui lie le système sensitif de l'enfant à celui de la nourrice.

L'affinité sympathique entre les deux êtres est si grande, qu'on a souvent vu des enfants périr dans les convulsions pour avoir pris le sein dans un moment où la nourrice était encore sous l'impression d'une frayeur ou d'une vive contrariété.

∗
∗ ∗

Nous savons que la substitution du lait étranger au lait maternel est en ce moment frappée de réprobation.

On s'est ému quand la statistique a récemment révélé que quinze mille enfants de Paris succombaient chaque année victimes de l'allaitement mercenaire.

Ce résultat est déplorable, mais il faut moins l'imputer à l'allaitement vénal en lui-même qu'à l'incurie des parents, au mauvais choix des nourrices et à l'affaiblissement du sens moral dans certaines classes de la société.

Veut-on savoir comment les choses se passent généralement dans la capitale ?

Aussitôt qu'un bourgeois ou un ouvrier aisé a reçu et embrassé son nouveau-né, il se hâte de l'expédier à un bureau de nourrices.

Des agents transmettent l'enfant à une femme qui l'emporte, souvent pour en trafiquer, si elle trouve à le céder avec bénéfice.

Et l'on est tout stupéfait quand on apprend par hasard que les villages où se concentre cette espèce d'industrie ont leurs cimetières « pavés de petits parisiens ! »

Quant aux nourrices à domicile, l'ancienne noblesse paraît avoir conservé, à l'endroit de l'allaitement, quelques traditions qui sauvegardent la santé de ses rejetons. Mais il en est autrement de l'aristocratie des parvenus.

Cette classe apporte ses habitudes de sotte vanité jusque dans le choix des nourrices, qui se fait le plus souvent en dehors de toute considération médicale ou physiologique.

Ici on se préoccupe médiocrement de la moralité et des qualités solides de la constitution. On recherche avant tout des dehors agréables.

Il est surtout de bon ton d'exhiber une nourrice à costume pittoresque.

Pour revenir au sujet qui nous occupe, nous pensons qu'à une époque comme la nôtre, où les considérations de santé restent presque toujours étrangères à la conclusion des mariages, où l'on s'occupe peu de savoir si, avec une belle dot, l'un des époux n'apportera pas dans la communauté le germe de quelque maladie héréditaire, nous pensons, disons-nous, que le croisement secondaire dont nous venons de parler, pourrait être, dans beaucoup de cas, un correctif puissant, un artifice précieux d'hygiène perfective et de régénération.

Appliqué d'une manière intelligente, ce serait un moyen d'assainir beaucoup de familles, de combattre la fâcheuse influence de la consanguinité et de retremper dans le sang vigoureux des populations rurales la progéniture abâtardie des classes élevées et des grandes villes.

Nous reconnaissons que les bonnes nourrices sont rares de nos jours; mais il en serait autrement si, comprenant mieux l'importance de leurs services, on les rétribuait avec moins de parcimonie, et si, au lieu de les traiter comme des domestiques, on les rétablissait au rang qu'elles occupaient autrefois dans l'estime et dans l'affection de la famille.

TABLE DES MATIÈRES

Préambule. — Pythagore et Théognis. — La zoogénie moderne. — Mariage, acte périlleux. — Difficulté de trouver une tige saine au physique et au moral. — La syphilis, la folie, l'alcoolisme, les névroses, la scrofule et la phthisie faisant souche et se doublant par l'hérédité. — Peu de pères partagent l'avis de Thémistocle. — C'est la classe la plus dégradée qui est la moins soucieuse de l'avenir de ses rejetons. — La mégalanthropogénésie. — Moyens rationnels de procréer des enfants sains et intelligents. — Pages . . . . 5 à 18

CHAPITRE PREMIER.

Influence de l'état mental des parents, au moment conceptuel, sur l'organisation physique et morale de l'enfant. — Tristram Shandy et la pendule. — Conseil d'Hésiode. — L'enfant du *jubilé*. — Cause des dissemblances entre les enfants d'une même mère. — Influence des perceptions des animaux, au moment de la fécondation, sur leurs produits. — La chienne de Sigaud de Lafond. — La chatte à la queue écrasée. — Des effets de l'ivresse au moment conceptuel. — Sosie et Cléanthis. — Jupiter et Vulcain. — Mot de Diogène. — Lois de Carthage et de Lacédémone prescrivant la sobriété au nouveau marié. — Observations d'épileptiques, de fous, d'idiots conçus dans le délire alcoolique. — Système de Robert jeune, auteur de la *Mégalanthropogénésie*. — La répétition organique de la vie, par la génération, comparée à la représentation artificielle des formes par la photographie. — Théorie de M. Bernard Moulin. — Les rejetons des hommes éminents héritent rarement du génie paternel. — Productions *azymes*. — Newton, vierge à 80 ans. — L'astronome et le docteur Peyrilhe. — La femme savante comparée à une fleur double. — L'anniversaire du mariage de M. Prudhomme. — Mariages de convenance. — La monte au bâton. — Distinction entre les bâtards bien nés et ceux qui sont le fruit de la promiscuité. — Pages . . . . 19 à 53

CHAPITRE II.

Influence qu'exerce l'état physique des parents, au moment conceptuel, sur l'organisation de l'enfant. — Puberté et nubilité. —

Anomalies de la menstruation. — Mesure de la maturité procréatrice. — Mariages précoces. — Mariages tardifs. — Caractères des enfants issus d'une union tardive. — Les copulations donnent des produits d'autant plus parfaits qu'elles sont moins répétées. — Exemples : Michel Montaigne et J.-J. Rousseau. — Est-il vrai que les libertins deviennent les meilleurs maris? — Les rinçures de Louis XIV. — Réglementation de l'acte anthropogénique par Zoroastre, Solon, Mahomet, Haller. — Onanisme conjugal. — Théorie de Pouchet sur l'infécondité des femmes à certaines époques de la période inter-menstruelle. — Cohabitation pendant les règles interdite par le Lévitique et les lois de Manou. — Opinion de saint Thomas. — Observations de Lalouette, Devay, Prosper Lucas. — Epoque de l'année et moment du jour où il est le plus convenable d'engendrer. — Opinion d'Olympius. — Réponse de Fontenelle. — Les jésuites au Paraguay. — Pages . . . . 55 à 82

CHAPITRE III.

De l'influence qu'exerce, pendant la grossesse, l'état mental de la mère sur le produit de la conception. — Les gynécées peuplés de statues. — Denys de Syracuse et le portrait de Jason. — Fille velue présentée à Charles, roi de Bohême. — L'enfant mitré de Malebranche. — Le vigneron du docteur Liébault. — Jacques Ier d'Angleterre tressaillant à la vue des épées nues. — Envies des femmes grosses. — Histoire des troupeaux de Jacob. — Hippocrate sauvant une princesse accusée d'adultère. — Observations de MM. Bayard, Guislain et Bonassies. — Van Swieten et la chenille. — Mme ..... et le chien noir. — L'enfant de Mlle ..... et le radis. — L'enfant à tête de lapin. — Difformités des mains. — Influence de l'impression maternelle sur plusieurs grossesses successives. — Influence de cette impression chez les animaux. — Influence de l'état moral de la nourrice sur le nourrisson. — Rapports intimes entre les organes de la génération et l'imagination. — Précautions à prendre pendant la grossesse pour empêcher les lésions qui peuvent se produire sous l'influence de l'imagination maternelle. — Pages................................ 83 à 111

CHAPITRE IV.

Des précautions à prendre, pendant la grossesse, dans l'intérêt de l'enfant. — Des plaisirs vénériens pendant la grossesse. — Expressions de Julie, fille d'Auguste. — Opinion de Montaigne. — Cornélie et Zénobie. — Pénalité en vigueur chez les Calmouks. — L'homme, à cet égard, moins raisonnable que les bêtes. — Antipathie réciproque chez les deux sexes après la conception.— Exemples :

la biche, le singe, la jument, la chatte sauvage, l'éléphant, l'araignée, la cantharide, etc. — Opinion de Dionis, de Zimmermann et de Levret. — Nécessité pour la femme enceinte de respirer un air pur et salubre. — Les gaz délétères et les émanations putrides ou paludéennes dangereuses pour l'enfant. — Maladies contagieuses. — Exercice utile à la femme enceinte. — Elle doit seulement éviter les mouvements violents. — On produit des monstruosités chez les oiseaux en secouant de temps en temps les œufs pendant l'incubation. — Jeanne d'Albret. — Loi de Lycurgue qui prescrivait à la femme de porter de larges vêtements. — Abus du corset. — Alimentation de la femme pendant la grossesse. — L'estomac, organe capricieux, surtout chez les femmes enceintes. — Aberration du goût pendant la gestation. — Dangers de l'abus des liqueurs alcooliques pendant la grossesse. — L'état de grossesse met la femme dans des conditions mentales toutes particulières. — Chez les anciens, la femme enceinte était l'objet d'une protection spéciale, et même d'une espèce de culte. — Genre de vie qui convient à une femme enceinte. — Pages . . . . 113 à 136

CHAPITRE V.

Des dangers de la consanguinité matrimoniale. — Le sang a horreur de lui-même dans le rapport des sexes. — Le défaut de renouvellement du sang est pour les familles nobles une cause d'abâtardissement et d'extinction. — C'est l'origine des cagots, des vaqueros et des coliberts. — Les races d'animaux soi-disant perfectionnés par la consanguinité sont des races dégradées. — Une imperfection organique dans la production de laquelle la consanguinité intervient de la manière la plus évidente, c'est la surdi-mutité. — L'albinisme chez l'homme et chez les animaux. — La polydactylie. — La consanguinité ne concentre pas seulement les maladies héréditaires. — Elle produit des maladies inconnues dans la famille. — Pages 137 à 154

CHAPITRE VI.

De l'hérédité morbide et physiologique. — Beaucoup d'individus périssent victimes d'un péché originel dont l'hygiène ne saurait opérer la rédemption. — De l'épilepsie, de la folie, du cancer, de la phthisie et de la scrofule. — De l'hystérie, de la syphilis, de la goutte, du rhumatisme, des maladies de la peau et des yeux. — Transmission des idiosyncrasies et des mutilations accidentelles. — Souvent le germe d'une maladie se développe chez les enfants et reste à l'état latent chez les pères et mères. — Epoque d'élection pour le développement de certaines maladies. — Atavisme. — Hérédité des vices. — Du croisement des tempéraments. — La longévité est héréditaire. — De l'hérédité par influence. — Pages . . . . 155 à 198

CHAPITRE VII.

De l'allaitement mercenaire comme moyen de régénération. — L'allaitement est une génération continuée. — La nourrice honorée dans la société antique. — Trait de la reine Blanche. — Paradoxe de J.-J. Rousseau. — Quinze mille enfants de Paris mourant chaque année victimes de l'allaitement mercenaire, résultat de l'incurie des parents et du mauvais choix des nourrices. — Le croisement par l'allaitement seul pourrait être, dans beaucoup de cas, un artifice précieux de régénération. — Pages. . . . . 199 à 208

Dijon, imprimerie J.-E. RABUTÔT.

DU MÊME AUTEUR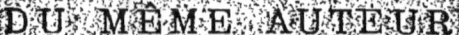

L'ART
DE VIVRE LONGTEMPS

Troisième édition, 1 vol. in-18, 3 fr.

Quatrième édition, 1 vol. in-32, 1 fr.

DENTU, à Paris. — LAMARCHE, à Dijon.

Dijon. — Imprimerie J.-E. RABUTOT, place Saint-Jean.

www.ingramcontent.com/pod-product-compliance
Lightning Source LLC
Chambersburg PA
CBHW071157240526
45470CB00016BA/261